I0047131

Les démences du vieillard, le diagnostic négligé

Cécile Poiroux

Les démences du vieillard, le diagnostic négligé

Etude Des Entrants De Court Sejour Geriatrique Sur Une Periode D'un An

Presses Académiques Francophones

Impressum / Mentions légales

Bibliografische Information der Deutschen Nationalbibliothek: Die Deutsche Nationalbibliothek verzeichnet diese Publikation in der Deutschen Nationalbibliografie; detaillierte bibliografische Daten sind im Internet über http://dnb.d-nb.de abrufbar.
Alle in diesem Buch genannten Marken und Produktnamen unterliegen warenzeichen-, marken- oder patentrechtlichem Schutz bzw. sind Warenzeichen oder eingetragene Warenzeichen der jeweiligen Inhaber. Die Wiedergabe von Marken, Produktnamen, Gebrauchsnamen, Handelsnamen, Warenbezeichnungen u.s.w. in diesem Werk berechtigt auch ohne besondere Kennzeichnung nicht zu der Annahme, dass solche Namen im Sinne der Warenzeichen- und Markenschutzgesetzgebung als frei zu betrachten wären und daher von jedermann benutzt werden dürften.

Information bibliographique publiée par la Deutsche Nationalbibliothek: La Deutsche Nationalbibliothek inscrit cette publication à la Deutsche Nationalbibliografie; des données bibliographiques détaillées sont disponibles sur internet à l'adresse http://dnb.d-nb.de.
Toutes marques et noms de produits mentionnés dans ce livre demeurent sous la protection des marques, des marques déposées et des brevets, et sont des marques ou des marques déposées de leurs détenteurs respectifs. L'utilisation des marques, noms de produits, noms communs, noms commerciaux, descriptions de produits, etc, même sans qu'ils soient mentionnés de façon particulière dans ce livre ne signifie en aucune façon que ces noms peuvent être utilisés sans restriction à l'égard de la législation pour la protection des marques et des marques déposées et pourraient donc être utilisés par quiconque.

Coverbild / Photo de couverture: www.ingimage.com

Verlag / Editeur:
Presses Académiques Francophones
ist ein Imprint der / est une marque déposée de
AV Akademikerverlag GmbH & Co. KG
Heinrich-Böcking-Str. 6-8, 66121 Saarbrücken, Deutschland / Allemagne
Email: info@presses-academiques.com

Herstellung: siehe letzte Seite /
Impression: voir la dernière page
ISBN: 978-3-8381-7347-4

Copyright / Droit d'auteur © 2012 AV Akademikerverlag GmbH & Co. KG
Alle Rechte vorbehalten. / Tous droits réservés. Saarbrücken 2012

UNIVERSITE PARIS VII
FACULTE DE MEDECINE LARIBOISIERE SAINT LOUIS

Année 2003

THESE
Pour le
DOCTORAT EN MEDECINE
(Diplôme d'état)

Soutenue à La Pitié-Salpétrière le

Par

Cécile Poiroux

Née le 20 mars 1973 à Mont Saint Aignan

**LES DEMENCES DU VIEILLARD : LE DIAGNOSTIC NEGLIGE
ETUDE DES ENTRANTS DE COURT SEJOUR GERIATRIQUE SUR UNE
PERIODE D'UN AN .**

JURY

Président du jury : Monsieur le professeur JP. BOUCHON
Directeur de thèse : Madame le Docteur S. MOULIAS

A **Stéphane**,

Merci pour toutes ces années passées auprès de toi, pour ton amour et ton soutien. Merci pour toutes celles à venir.

A **mes enfants : Rémi , Guillaume et Romane**

Vous me comblez de bonheur chaque jour un peu plus.

A **mes parents, à mon frère,**

Pour toutes ces années où votre confiance, votre soutien et votre amour ont fait de moi ce que je suis aujourd'hui.

A **mes beaux parents,**

Votre affection et le soutien que vous m'accorder depuis tant d'années m'honorent. Merci.

A **l'ensemble de ma famille,**

Vous m'accordez depuis toujours votre amour et je vous en remercie.

A **ceux qui ne sont plus là,**

J'aurai aimé partager ce jour avec vous.

A **mes amis,**

Merci de m'offrir ce don d'une valeur inestimable qu'est l'amitié.

A mon Président de Thèse

Monsieur le Professeur Jean-Pierre Bouchon
Professeur des Universités
Praticien hospitalier
(Gériatrie)

Vous avez accepté de juger mon travail et de présider ce jury de thèse.
Je vous remercie de la confiance que vous m'avez témoignée durant le
semestre passé dans votre service.
J'ai pu apprécier la qualité de votre enseignement, votre sens clinique et
votre disponibilité.

Veuillez trouver dans ce travail le témoignage de ma gratitude et de mon
profond respect.

Madame le Docteur Sophie Moulias
Chef de clinique
(Gériatrie)

J'ai apprécié tout au long du semestre passé à tes côtés tes qualités humaines et professionnelles. Depuis deux ans tu me guides dans ce travail avec ta gentillesse et ta disponibilité.

J'espère être toujours digne de ta confiance et de ton amitié.

Soit assurée de ma profonde reconnaissance et de mon amitié.

Aux patients et à leurs familles.

A tous ceux qui ont participé à la réalisation de ce travail :

Caroline Thomas pour les statistiques,

Elise et Stéphane pour leur relecture attentive,

Et bien sûr l'équipe des soignants de la salle Harvier du service de Médecine de l'hôpital Charles Foix.

« On juge une civilisation au sort qu'elle réserve à ses anciens »

Claude Lévi-Strauss.

SOMMAIRE

INTRODUCTION

Les progrès de l'hygiène et de la médecine durant ces quarante dernières années ont abouti à un allongement considérable de l'espérance et de la durée de vie des occidentaux. Cette avancée laisse prévoir le développement de pathologies liées à la sénescence avec une aggravation de la situation dans les années à venir.

En moins d'un siècle, l'espérance de vie a augmenté de 33 ans (en 1940, elle était de 45 ans pour les hommes, en 2000 elle était de 78 ans). Ce vieillissement de la population s'est accompagné d'un accroissement des maladies touchant préférentiellement les personnes âgées, au premier rang desquelles figurent les démences. La maladie d'Alzheimer représente 75 % du total des démences. Elles frappent 5 % de la population de plus de 65 ans, 25 % de celle de plus de 85 ans et constituent la cause majeure d'institutionnalisation dans cette population. Le nombre de patients atteints serait de 600 000, avec 100 000 nouveaux cas recensés chaque année. (INSERM)
C'est pourquoi la maladie d'Alzheimer est devenue un champ important de la recherche médicale des pays développés. **(21)**

La maladie d'Alzheimer est une maladie neurodégénérative, qui va progressivement priver le patient de ses capacités intellectuelles, de sa « personnalité » et de tout ce qui faisait son identité, puis de ses fonctions.
L'objectif de la prise en charge thérapeutique est d'offrir les meilleures conditions de vie possibles au patient comme à sa famille. L'enjeu actuel est de procéder au dépistage et au diagnostic étiologique des troubles cognitifs, le plus précocement possible, pour pouvoir prévenir et prendre rapidement en charge la perte d'autonomie et éviter une aggravation qui peut être très rapide.
Selon plusieurs études, la maladie d'Alzheimer est sous diagnostiquée**(16, 48, 79,14,39)**. pourtant la plainte mnésique concerne 70% des sujets de plus de 70 ans. Parmi les sujets consultants spontanément pour ce motif, 20%

ont une maladie organique, correspondant le plus souvent à une maladie d'Alzheimer. Faire le diagnostic à un stade précoce permet un certain nombre d'actions :

- mise en place d'un traitement symptomatique visant à corriger les symptômes cognitifs et comportementaux (médicaments anticholinestérasiques essentiellement)

- mise en place de stratégies visant à ralentir l'évolution du processus Alzheimer (antioxydants, stimulations cognitives, traitement du risque vasculaire)

- mise en place d'un projet de prise en charge globale intéressant le patient et sa famille (information, soutien psycho-social, aides au domicile)

- intensification de la surveillance médicale et soignante.

Notre étude s'est attachée à analyser la population d'un service de gériatrie, sur un an, pour déceler les patients atteints de maladie d'Alzheimer non diagnostiquée.

Y-a-t-il une corrélation entre leur mode de vie (seul, en institution), la présence d'un entourage proche familial ou amical, d'aides au domicile comme des aides-ménagères, des infirmières, l'existence de pathologies intercurrentes... et le fait que la maladie ne soit pas diagnostiquée précocement ? Qui sont ces patients, quel est leur cadre de vie, comment sont-ils entourés et quelles sont les modifications susceptibles d'être apportées dans notre système de soins en prévision du « papy boom » ? **(53)**

APERCU SUR LA MALADIE D'ALZHEIMER

La maladie d'Alzheimer a une définition reconnue avec des critères diagnostiques internationaux établis par le National Institute of Neurological and Communicative Disorders and Stroke – Alzheimer's Disease and Related Disorders Association (NINCDS-ADRDA) (Mckhann et al.) et le Diagnostic and Statistical Manual of Mental Disorders (DSM-IV) (American Psychiatric Association) **(41)**, ce dernier étant plus utilisé en France. Elle représente un des diagnostics les plus précis et les mieux codifiés en gériatrie et en particulier dans les démences.

Sa physiopathologie est plus ou moins bien connue et l'étiologie paraît multifactorielle. En effet plusieurs hypothèses ont été émises.

Le problème actuel est que la maladie d'Alzheimer est sous-diagnostiquée et donc mal prise en charge. Notamment les avancées en termes de traitements médicamenteux sont freinées puisque des patients susceptibles d'en bénéficier ne sont pas reconnus en temps utile.

I/DEFINITIONS selon le « DSM IV »**(41)**

Dans notre étude, nous allons nous attacher à identifier les déments non diagnostiqués en considérant toutes les formes de démence. Ceci nous amènera à parler de la maladie d'Alzheimer bien entendu mais aussi de la démence vasculaire et de la démence mixte bien que dans des proportions moindres. Leurs définitions sont rappelées ci-dessous.

La maladie d'Alzheimer est définie selon les critères suivants :

A/ Apparition de déficits cognitifs multiples
    1) Altération de la mémoire (capacité à apprendre des informations nouvelles ou à se rappeler les informations apprises antérieurement)
    2) Une ou plusieurs perturbations cognitives suivantes
        - Aphasie (perturbation du langage)

- Apraxie (altération de la capacité à réaliser une activité motrice malgré des fonctions motrices intactes)
- Agnosie (impossibilité de reconnaître ou identifier des objets malgré des fonctions sensorielles intactes)
- Perturbation des fonctions exécutives (faire des projets, organiser, ordonner dans le temps, avoir une pensée abstraite)

B/ Les déficits cognitifs des critères A1 et A2 sont tous les deux à l'origine d'une altération significative du fonctionnement social ou professionnel et représentent un déclin significatif par rapport au niveau de fonctionnement antérieur.

C/ L'évolution est caractérisée par un début progressif et un déclin cognitif continu.

D/ Les déficits cognitifs des critères A1 et A2 ne sont pas dus :
1) à d'autres affections du système nerveux central qui peuvent entraîner des déficits progressifs de la mémoire et du fonctionnement cognitif (par exemple : maladie cérébro-vasculaire, maladie de Parkinson, maladie de Huntington, hématome sous-dural, hydrocéphalie à pression normale, tumeur cérébrale)
2) à des affections générale pouvant entraîner une démence (par exemple : hypothyroïdie, carence en vitamine B12 ou en folates, pellagre, hypercalcémie, neurosyphilis, infection par le VIH)
3) à des affections induites par une substance.

E/ Les déficits ne surviennent pas de façon exclusive au cours de l'évolution d'un delirium.

F/ La perturbation n'est pas mieux expliquée par un trouble de l'Axe I (par exemple : trouble dépressif majeur, schizophrénie).

La démence vasculaire répond aux critères suivants **(41)** :

A/ Apparition de déficits cognitifs multiples
    1) Altération de la mémoire
    2) Une ou plusieurs perturbations cognitives suivantes
        - Aphasie
        - Apraxie
        - Agnosie
        - Perturbation des fonctions exécutives

B/ Les déficits cognitifs des critères A1 et A2 sont tous les deux à l'origine d'une altération significative du fonctionnement social ou professionnel et représentent un déclin significatif par rapport au niveau de fonctionnement antérieur.

C/ Signes et symptômes neurologiques en foyer (exagération des réflexes ostéotendineux, réflexe cutané plantaire en extension, paralysie pseudo-bulbaire, troubles de la marche, faiblesse d'une extrémité…) ou mise en évidence d'après les examens complémentaires d'une maladie cérébro-vasculaire (par exemple infarctus multiples dans le cortex et la substance blanche sous-corticale) jugée liée étiologiquement à la perturbation.

D/ Les déficits ne surviennent pas de façon exclusive au cours de l'évolution d'un delirium.

La démence dite « mixte » répond aux critères suivants **(41)** :

A/ Apparition de déficits cognitifs multiples
    1) Altération de la mémoire
    2) Une ou plusieurs perturbations cognitives suivantes
        - Aphasie
        - Apraxie
        - Agnosie
        - Perturbation des fonctions exécutives

B/ Les déficits cognitifs des critères A1 et A2 sont tous les deux à l'origine d'une altération significative du fonctionnement social ou professionnel et représentent un déclin significatif par rapport au niveau de fonctionnement antérieur.

C/ Mise en évidence, d'après l'histoire de la maladie, l'examen physique ou les examens complémentaires que la perturbation a plusieurs étiologies.

II/DESCRIPTION CLINIQUE

La maladie d'Alzheimer peut se définir comme une altération acquise, progressive, globale et homogène des fonctions cognitives, des fonctions végétatives puis des fonctions motrices, ceci dans un tableau de perte d'autonomie et de « desintégration » sociale du sujet d'évolution lente mais inexorable.

Souvent de début insidieux, l'évolution de la maladie varie de deux à dix-neuf ans, avec une moyenne de huit ans. **(6, 85)**

Sa particularité est d'atteindre simultanément et de manière homogène la totalité des fonctions supérieures (mémoire, apprentissage, affectivité, langage, jugement, orientation, concentration…) dans un premier temps, puis toutes les fonctions de base (motrices et végétatives) dans un second temps, conduisant le sujet vers un état de grabatarisation et de dépendance totale après plusieurs années d'évolution.**(19)** Le décès survient habituellement au cours d'une complication.

Différentes phases cliniques (Société Alzheimer du Canada. L évolution de la maladie d'Alzheimer. 1998)

Des éléments peuvent aider à prendre des décisions face aux soins à prodiguer tout au long de la maladie.

A/ Phase précoce : Durée : 2 à 4 ans. Les premières fonctions à être atteintes sont souvent :

1. Capacité mentale : oubli des noms, de ce qui a été dit et des événements récents

2. Difficulté à absorber de nouvelles informations

3. Difficulté à se concentrer

4. Problèmes d'orientation

5. Difficultés à communiquer

6. Sautes d'humeur et dépression

7. Comportement passivité, retrait d'activités habituelles, agitation et anxiété

8. Problèmes de coordination légers

B/ Phase intermédiaire : Durée : 2 à 10 ans.

9. Capacité mentale : les pertes de mémoire continuent, la personne oublie progressivement son passé, elle ne reconnaît plus ses amis et sa famille et elle perd la notion du temps et du lieu.

10. Changements de personnalité, confusion, anxiété, méfiance, sautes d'humeur, colère, tristesse, dépression, hostilité et appréhension

11. Comportements de moins en moins capable de se concentrer, agitation, gestes répétitif, hallucination, agressivité, comportement sans inhibitions et passivité

12. Besoin d'aide pour les tâches quotidiennes, difficulté à dormir, fluctuation de l'appétit, difficulté de langage et a de la difficulté à se situer dans l'espace

C/ Phase avancée : Durée 1 à 3 ans.

13. Capacité mentale : perte de la capacité de se souvenir, de communiquer et de fonctionner, incapacité de traiter l'information reçue, difficulté à lire, à écrire et à parler, perte de la notion du temps et confusion des endroits et des gens.

14. Humeur et émotions : les émotions et les sentiments sont encore ressentis, possible repli sur soi.

15. Comportements: communication de façon non verbale et réaction à la musique et/ou au toucher

Capacité physique : clinophilie, perte de la capacité de parler, perte de la maîtrise de la vessie et des intestins, difficulté à manger, à avaler, incapacité de s'habiller et de se laver, perte de poids même avec un bon régime alimentaire.

III/ PHYSIOPATHOLOGIE

Les lésions spécifiques

La nature neurodégénérative de la maladie d'Alzheimer se traduit par des lésions histopathologiques bien précises qui sont les plaques séniles (PS) et les dégénérescences neurofibrillaires (DNF).

L'atrophie corticale

Chez les patients atteints de MA, le cerveau peut perdre 8 à 10 % de son poids tous les dix ans alors que chez des sujets sains cette perte n'est que de 2 %. L'atrophie corticale s'accompagne d'une dilatation des ventricules cérébraux et des sillons corticaux ainsi que d'une perte neuronale affectant particulièrement le système cholinergique (noyau basal de Meynert, septum, cortex entorhinal, amygdale et hippocampe).

Les plaques séniles

Ce sont des dépôts extracellulaires de substance amyloïde de forme sphérique. La substance amyloïde est constituée de filaments d'un polypeptide de 39 à 43 aminoacides (42 AA dans sa forme la plus toxique) appelée protéine bêta-amyloïde (ou peptide b-A4 ou Ab) et dont la conformation en feuillets béta plissés lui confère son caractère insoluble et probablement, sa toxicité. Ce peptide provient d'un clivage anormal d'une glycoprotéine membranaire appelée *Amyloïd Precursor Protein* (ou APP). Les amas amyloïdes sont entourés de prolongements neuritiques et de cellules gliales, preuves de la mort cellulaire.

Les dégénérescences neurofibrillaires

A l'inverse des plaques séniles, les DNF se situent à l'intérieur des neurones. Ce sont des écheveaux de filaments anormaux constitués, entre autres, d'une forme hyperphosphorylée de la protéine tau qui prend alors l'aspect de paires de filaments hélicoïdaux. La protéine tau normalement phosphorylée (2 ou 3 fois contre 5 à 9 fois dans la MA) joue un rôle dans la polymérisation-dépolymérisation des microtubules du cytosquelette neuronal et de f ait, dans le transport axonal.

La substance bêta-amyloïde semble jouer un rôle indirect dans l'hyperphosphorylation de la protéine tau alors que les Apolipoprotéines E2 et E3 empêchent cette phosphorylation en formant un complexe avec la protéine tau. A l'inverse, l'Apo E4 n'a pas d'affinité pour la protéine tau et ne peut donc jouer ce rôle de protection.

La biochimie de la MA

Plusieurs molécules interviennent dans le processus physiopathologique de la MA. Leur rôle dans le déclenchement de ce processus n'est pas bien établi à l'heure actuelle.

La cascade amyloïde

L'APP est une protéine très répandue dans l'organisme jouant plusieurs rôles dans les cellules , dans le SNC en particulier. C'est une molécule d'interaction cellule-cellule, un récepteur de surface et un facteur de croissance (formation du cytosquelette, régulation du calcium intracellulaire, formation des synapses, modulation des cholinestérases ...). Elle est véhiculée dans l'axone vers l'extrémité nerveuse et la synapse où elle joue un rôle important dans la plasticité neuronale et la neurotransmission. Cette molécule existe sous trois formes provenant du *splicing* de l'ARN messager : l'APP 695 (majoritaire dans le cerveau), l'APP 751 et l'APP 770 (toutes deux minoritaires mais possédant un domaine similaire aux inhibiteurs de protéases de la famille Kunitz). Ces deux dernières isoformes sont sur exprimées dans la trisomie 21 et dans la maladie d'Alzheimer. Le clivage anormal de l'APP pourrait être dû soit à une mutation du gène codant (cette mutation n'est ni nécessaire, ni suffisante), soit à la présence d'un inhibiteur de protéase KPI (*Kunitz-type protease inhibitor*) qui pourrait empêcher l'action de l'alpha-secrétase (protéase assurant le clivage non pathologique de l'APP) laissant ainsi le champ libre aux béta-secrétases et gamma-secrétases produisant le fragment béta-A4. Ainsi, l'altération du transport de l'APP vers la synapse ou l'altération de son métabolisme aboutit à des pertes synaptiques se traduisant par un dysfonctionnement précoce dans le cerveau des patients atteints de maladie d'Alzheimer. Enfin, la mutation du gène de l'APP diminue la production de l'APP soluble sécrétée qui protège le neurone contre le stress oxydatif.

Les radicaux libres ont également été cités pour expliquer la formation de la protéine Ab et son agrégation via l'augmentation excessive de l'oxydation protéique et du potentiel redox.

La protéine bêta-amyloïde s'accumule dans le milieu extracellulaire puis s'agrège avec différentes substances (l'Apolipoprotéine E, l'alpha-antichymotrypsine, l'acétylcholinestérase, la laminine, la fibronectine, l'ubiquitine, des protéoglycannes, l'aluminium, le fer, la protéine tau ...). L'effet neurotoxique de ces dépôts amyloïdes serait à la fois direct et indirect, par induction d'une entrée massive de calcium dans la cellule (altération de la membrane cellulaire et stimulation des aminoacides excitateurs comme le glutamate) et par activation de la microglie qui provoque une augmentation des radicaux libres et des réactions inflammatoires. Le résultat final de cette cascade est la mort neuronale (par nécrose).

L'hyperphosphorylation de la protéine tau

La protéine tau est une protéine associée aux microtubules du cytosquelette. Son affinité pour ces structures est régulée par phosphorylation. Une hyperphosphorylation de la protéine tau empêche celle-ci d'exercer son rôle de polymérisation et de stabilisation des microtubules du cytosquelette neuronal. Il s'ensuit une perturbation du réseau microtubulaire et donc du transport axonal. L'atteinte de ce système vital entraînerait la dégénérescence du neurone. Il se forme 3 variants intracellulaires insolubles et pathologiques de la protéine tau

(tau 55, tau 64, tau 69) qui s'agrègent par paires hélicoïdales de filaments et qui, après glycosylation, constituent les dégénérescences neurofibrillaires (DNF).

Les kinases impliquées dans l'hyperphosphorylation de la protéine tau sont essentiellement des MAP-kinases (*Mitogen Activated Protein*). L'activation des ces MAP-kinases peut être due à différents facteurs : diffusion intraneuronale de substance amyloïde soluble, stimulation du glutamate induisant une entrée calcique.

Il existe un mécanisme de dégradation de la protéine tau anormale : liaison à l'ubiquitine qui signale ainsi les protéines à dégrader aux protéasomes 26 S ATP-dépendants. Il a été montré que les taux d'ubiquitine libre et conjuguée augmentent lors de la réponse cellulaire normale aux stress de types oxydatifs, ischémiques et excitotoxiques. Cependant, dans la maladie d'Alzheimer, l'Ab inhibe le fonctionnement du protéasome conduisant ainsi à l'accumulation et à l'agrégation des protéines tau hyperphosphorylées dans les DNF.

L'hypométabolisme cérébral

Aux stades précoces de la MA, des études par PET-Scan (Tomographie par Emission de Positon) ont montré une réduction de l'utilisation du glucose dans le cerveau des patients. Des auteurs ont montré que ce phénomène est dû, pour une large part, à une diminution de l'activité du signal de transduction des récepteurs à l'insuline.

Dans certaines formes de démences, une mutation dans un gène mitochondrial codant pour la cytochrome oxydase semble être la cause à la fois d'une production de radicaux libres et d'un dysfonctionnement métabolique du neurone qui le fragilise face aux différents stress.

Le stress oxydatif

Une corrélation entre des mutations héréditaires de l'ADN mitochondrial et certaines formes de la MA a été mise en évidence. Les gènes mis en cause sont ceux des cytochrome oxydases (CO) I et II qui font partie de la chaîne de transport d'électrons de la mitochondrie. Ces mutations ont pour conséquence une réduction de l'activité des CO et donc une accumulation des radicaux oxygénés actifs. Ces résultats sont à mettre en parallèle avec la baisse des taux des CO dans le cerveau des patients atteints de MA, les déficits du métabolisme énergétique et le rôle des radicaux libres dans cette pathologie. Le schéma physiopathologique serait le suivant :

mutation du mtDNA ==> baisse des CO ==> augmentation des RL ==> augmentation de la péroxydation lipidique membranaire ==> diminution de l'entrée du glucose dans le neurone ==> baisse de l'activité des ATPases ==> augmentation de la vulnérabilité des neurones à l'excitotoxicité et à l'apoptose.

L'inflammation

Des études épidémiologiques ont montré un effet protecteur des anti-inflammatoires contre la survenue de la MA chez les patients souffrant de polyarthrite rhumatoïde. A partir de cette donnée, il a été mis en évidence la présence en abondance de cytokines (en particulier l'interleukine-1-□béta) dans le cerveau atteint de MA. Cette cytokine ou un autre médiateur de l'inflammation (complément...) pourrait jouer un rôle dans la neurotoxicité de la protéine amyloïde. L'accumulation de l'A□ béta semble induire une activation locale de la microglie et des astrocytes qui libèrent alors les cytokines et des protéines de phase aiguë. L'interleukine-1 active la synthèse de l'APP. Sa production en excès pourrait saturer l'a-secrétase et dévier le métabolisme de l'APP vers la béta-amyloïde. D'autre part, les cellules gliales sont responsables de la synthèse des Apo E qui elles-mêmes jouent un rôle important dans l'amyloïdogenèse. En effet, l'isoforme la plus fréquente apoE3, se lie à la forme a de l'APP soluble en masquant le(s) domaine(s) responsable(s) de l'activation de la microglie. De ce fait, la réaction inflammatoire n'a pas lieu. L'apoE4 possède une affinité beaucoup plus faible pour la APP-alpha permettant ainsi l'inflammation. Ce processus inflammatoire peut enfin générer une augmentation locale des radicaux libres.

Les neurotransmetteurs

Les lésions de la MA touchent principalement les voies cholinergiques mais d'autres régions sont atteintes également. Il en résulte une diminution parfois massive des taux de neurotransmetteurs circulant dans le cerveau. Le déficit cholinergique peut atteindre jusqu'à 90 % dans les stades sévères de la maladie et concerne le néocortex, l'hippocampe, le noyau basal de Meynert, la bandelette diagonale de Broca, le septum, le striatum et le thalamus. Le déficit somatostatinergique touche le néocortex et l'hippocampe. La baisse des concentrations peut atteindre 60 %.

Tableau 1 : Déficits en neurotransmetteurs autres que cholinergiques et somatostatinergiques

Neurotransmetteur	Evolution dans la maladie d'Alzheimer
Neuropeptide Y	diminution dans le cortex temporal, l'hippocampe
Substance P	diminution dans le néocortex et l'hippocampe
Corticolibérine (CRF)	diminution dans le cortex, le noyau caudé
Noradrénaline	diminution de 30-40 % dans le cortex, l'hippocampe
Sérotonine	diminution dans les structures corticales et sous-corticales
Dopamine	pas d'altération
Gaba	diminution modeste dans le cortex et l'hippocampe

Il existe également des modifications concernant les récepteurs, en particulier à l'acétylcholine. La densité des récepteurs nicotiniques baisse au niveau du cortex, alors que celle des récepteurs muscariniques se maintient dans les régions corticales et hippocampiques. Ceci a résulté dans le développement d'agonistes muscariniques. La répercussion de la MA sur plusieurs systèmes de neurotransmission explique les limitations des traitements exclusivement cholinomimétiques.

La génétique de la MA

Plusieurs mutations génétiques ont été associées à la MA grâce à l'étude de cas familiaux de cette maladie. Cependant, l'existence de formes familiales ne doit pas conduire à conclure que c'est une maladie héréditaire. Quatre gènes ont été identifiés.

Tableau 2: *Mutations génétiques corrélées à la MA et leurs conséquences*

Gène	Chromosome	Molécule	Age moyen de survenue	Conséquence biologique	Conséquence clinique
APP	21	APP	50aine	Augmentation de la production de Ab totale et Ab42	MA familiale et/ou angiopathie amyloïde
S182	14	Préséniline-1	40aine 50aine	Augmentation de la production de Ab42	MA familiale
STM2 ou E5-1	1	Préséniline-2	50aine	Augmentation de la production de Ab42	MA familiale
ApoE 4	19	Apo E4	60aine et plus	Augmentation de la densité des plaques de Ab et des dépôts vasculaires	Risque supérieur de MA
CO I, CO II	mtDNA	Cytochrome oxydases I et II	60aine et plus	Stress oxydatif Déficits métaboliques	Risque supérieur de MA

Dans les formes familiales, les mutations sur le gène de la PS-1 sont les plus fréquentes aboutissant en règle générale à un début précoce de la maladie (il a été rapporté des cas de début à 30 ans). L'évolution est rapide et peut comporter des myoclonies et des crises d'épilepsie. Les mutations du gènes de la PS-2 sont plus rares (cas des "allemands de la Volga"). La maladie se déclare vers 55 ans mais ne montre aucune différence clinique avec la forme sporadique. Les mutations des gènes des présénilines auraient pour conséquence une altération de l'homéostasie calcique dans le réticulum endoplasmique, une augmentation du stress oxydatif mitochondrial et de l'apoptose.

Le gène de l'APP présente de rares mutations (moins de 30 familles connues aujourd'hui dans le monde). La maladie débute vers 50 ans et présente une évolution classique.

Les formes héréditaires de la MA représentent 10-15 % de l'ensemble.

L'Apolipoprotéine E est une molécule très répandue dans l'organisme où elle joue, notamment, un rôle de transporteur du cholestérol. Le gène de l'Apo E existe sous la forme de trois allèles : e2, e3, e4. l'ApoE4 est un facteur de risque majeur de la MA tardive, qu'elle soit familiale ou sporadique. Inversement, l'Apo E2 semble être un facteur protecteur. L'isoforme la plus répandue de cette protéine est l'Apo E3. L'Apo E4, après oxydation, forme un complexe avec la protéine amyloïde qui se retrouve dans les plaques séniles. **(12, 43, 57, 77, 87, 93)**

Autres théories

Toxicité

L'aluminium a été incriminé comme agent toxique, notamment sous forme alimentaire. En effet sa présence est retrouvée en quantité importante au niveau des plaques séniles et de la dégénérescence neurofibrillaire. Cependant des expériences ont montré que la prévalence de la maladie d'Alzheimer n'est pas plus élevée au sein d'une population de dialysés chroniques, qui présentent des taux intra cérébraux très élevés d'aluminium, que dans la population générale. **(4)**

Hypothèse infectieuse

L'hypothèse d'une contamination précoce par un micro-organisme, tel qu'un prion a longtemps été discutée. Actuellement aucune expérience réalisée n'a permis d'identifier un tel agent pathogène. **(4)**

Œstrogènes

L'action bénéfique de l'oestrogénothérapie substitutive en post-ménopause a été démontrée sur le tissu osseux. La maladie d'Alzheimer semble plus

fréquemment associée à une diminution des œstrogènes endogènes de la femme
(3). de nombreux travaux épidémiologiques rapportent un effet bénéfique des
œstrogènes dans le déclin intellectuel, mais les résultats sont controversés **(65)**.

IV/EPIDEMIOLOGIE

Introduction

En 2020, la classe d'âge des plus de 75 ans représentera plus de 10 % de la
population et les personnes de plus de 85 ans, un peu plus de 3 %. Au début du
siècle dernier, une personne qui avait entre 60 et 80 ans avait 1 chance sur 4
d'arriver à 80 ans. Aujourd'hui, elle aurait 3 chances sur 4.
Nous savons que les premiers centenaires avérés sont morts aux alentours de
1800. C'est en 1930 qu'a été recensée la première personne -une femme- à
atteindre les 110 ans. Au Danemark, le nombre de centenaires double tous les 10
ans depuis 1940. En France, il était de 100 en 1950, il sera de 10 000 en l'an
2000 et de 150000 en l'an 2050. L'espérance de vie est passée de 45 à 75 ans en
un peu plus d'un siècle.
La population âgée de 85 ans et plus va quadrupler d'ici l'an 2050.

Etudes françaises

1°)L'étude pionnière sur la démence et ses conséquences a été **l'étude
PAQUID**, lancée par l'unité INSERM 330 de Bordeaux "Épidémiologie, santé
publique   et   développement".
En 1999, la cohorte PAQUID entrait dans la 11ème année de suivi. Quatre mille
personnes âgées de plus de 65 ans et plus résidant en Gironde et Dordogne ont
été incluses dans l'étude en 1988. L'objectif de PAQUID était d'évaluer la
prévalence et l'incidence de la démence, de définir ses principaux facteurs de
risques sociologiques, de dépister les troubles précoces et d'évaluer les
conséquences   de   la   démence   en   termes   de   handicaps   associés.

Grâce à cette étude, on dispose d'une estimation précise de la prévalence (3,5 %) et de l'incidence (<1 %) de la démence en France.

En 1990, on dénombrait 460 000 cas de démence. Pour l'an 2000, 556 000 cas étaient prévus. (5% de déments chez les sujets de plus de 65 ans, 20% environ chez les sujets de plus de 80 ans, 25% environ chez les sujets de plus de 85 ans, 50% environ des sujets de plus de 95 ans.) La fréquence des démences double à chaque tranche d'âge de 5 ans, à partir de 65 ans. La maladie d'Alzheimer représente : 36% des causes de démence chez les 65-74 ans, 64% des causes de démence chez les 75-84 ans, 96% des causes de démence chez les 85 ans et plus. L'**incidence** est estimée à 100 000 nouveaux cas chaque année.

PAQUID a montré le rôle du niveau d'étude et de la profession sur le risque de démence, suggérant que les " réserves " cognitives ou les stratégies cognitives liées au niveau d'éducation permettent de retarder l'expression clinique.

PAQUID a également permis de mettre au point des tests de dépistage simples des troubles démentiels

2°)**L'étude EVA** (Épidémiologie du vieillissement artériel) est une autre étude longitudinale sur le déclin cognitif. Comme son nom le suggère, elle prend largement en compte les facteurs vasculaires. L'étude, conduite par les unités INSERM 258 et 360, porte sur 1 400 personnes de 60 à 70 ans habitant la ville de Nantes. Lancée en 1991, elle a déjà apporté de nombreux résultats sur le rôle possible de facteurs biologiques dans le déclin cognitif. L'une des originalités de l'étude EVA est la réalisation de 850 examens IRM permettant d'évaluer les lésions cérébro-vasculaires infracliniques et leur association possible avec les troubles cognitifs.

3°)A Montpellier, le CJF INSERM 9702 a entrepris **l'étude EUGERIA** destinée principalement à définir la méthodologie d'une détection précoce de la démence et à décrire l'histoire naturelle de la maladie chez des personnes consultant leur médecin généraliste pour des troubles cognitifs.

A Lille, **la cohorte ELNOR** a permis à l'unité INSERM 508 d'étudier certains facteurs de susceptibilité génétique dans la démence. Enfin, **d'autres équipes de l'INSERM**, notamment à Montpellier et à Toulouse, sont impliquées dans des recherches sur les aspects socio-économiques et les handicaps.

Résultats

Même s'il existe une standardisation internationale des critères diagnostiques, le diagnostic de certitude de la maladie d'Alzheimer ne peut pas se faire du vivant du patient, il reste donc un diagnostic d'exclusion des autres types de démences. Les données épidémiologiques ainsi que les projections sont donc à interpréter avec prudence.

La maladie d'Alzheimer représente plus de 70 % des démences en France (50 à 70 % selon les études européennes). Les autres démences sont essentiellement les démences vasculaires (10 %) et les mixtes (20 %). En France, l'incidence annuelle de la démence est estimée à 15,9 pour 1000 personnes et celle de la maladie d'Alzheimer à 11,7 pour 1000 personnes. L'incidence des démences et plus particulièrement celle de la maladie d'Alzheimer croît de façon linéaire avec l'âge même si elle semble amorcer un plateau au delà de 90 ans (hypothèse discutée du fait du petit nombre des effectifs).

L'estimation du nombre de malades atteints de démence en l'an 2020 varie de 434 000 à 1 099 000 cas. Ces estimations varient en fonction des projections de la population en 2020 et des différentes hypothèses sur l'évolution de la mortalité, du niveau d'éducation, ainsi que sur le rôle préventif de certaines thérapeutiques préventives (prévention du risque vasculaire, traitement hormonal substitutif de la ménopause). La démence touche une population âgée et elle modifie l'espérance de vie. Le risque de décès en cas de maladie d'Alzheimer est multiplié par 2,4 (2,9 en cas de AVC). L'étude PAQUID a montré une différence entre les hommes et les femmes : l'incidence annuelle de la maladie d'Alzheimer était de 0,8 pour 100 personnes chez les hommes et de 1,4 chez les femmes. L'affirmation que le sexe est un facteur de risque pour la maladie d'Alzheimer est très controversée et une partie des épidémiologistes s'accordent sur le fait que ces données sont probablement liées aux différences d'espérance de vie et de pathologies associées dans les deux sexes.

Les données françaises sont tout à fait superposables aux données européennes. Les courbes d'incidence et de prévalence sont superposables à celle des autres pays ayant participé à l'étude EUROMED (Hollande, Angleterre et Danemark). Les taux de prévalence et le pourcentage de maladie d'Alzheimer parmi les démences sont comparables dans les pays développés à une exception près, le Japon, où les démences vasculaires seraient plus fréquentes. Elle représente environ 50% des cas de démence du sujet âgé, et 75% des cas de démences dégénératives. A travers le monde, on estime à 15 millions le nombre de personnes atteintes de la maladie d'Alzheimer.

Dépendance

Entre 60 et 75 ans, les incapacités sévères concernent peu de personnes mais les taux de prévalence de la dépendance lourde croissent ensuite très fortement avec l'âge : 9 % des personnes âgées de 80 ans et plus d'un tiers des personnes de 90 ans sont confrontées à une dépendance lourde. Dans de nombreuses études, la perte d'autonomie débute à 70 ans. Entre 70 et 74 ans, 26 % des personnes vivant à domicile ont des troubles de la marche. Elles sont 57 % chez les plus de 80 ans.

Malgré tout, la vie à domicile reste très majoritaire. D'après les enquêtes HID (enquête INSEE : handicaps, incapacités, dépendance 1998-2002) et EHPA (enquête auprès des établissement d'hébergement pour personnes âgées), on estime qu'en 1998, 87 % des personnes de 75 ans et 73 % de celles de 85 ans et plus vivent chez elles ou chez un membre de la famille. Même lourdement dépendantes, les personnes âgées vivent majoritairement à leur domicile : 36 %, seulement, des personnes de 75 ans et plus, confinées au lit et au fauteuil ou aidés pour la toilette et l'habillage, vivent dans des établissements.

La résidence en maison de retraite ou en service de soins de longue durée est une modalité dont la fréquence croît aussi fortement avec l'âge : 4% pour les 75-79 ans, 17 % pour les 85-89 ans, 33 % pour les 90 et plus. Les taux d'hébergement des femmes sont systématiquement plus élevés, à partir de 75 ans, que ceux des hommes (deux tiers, un tiers). **(4,33,44,66,94)**

Etudes à l'étranger

1°)Au Canada :

En 1994, la maladie d'Alzheimer touchait 5,1% des personnes de plus de 65 ans, et 26% des personnes de plus 85 ans. Elle atteint actuellement près de 200 000 personnes. On estime qu'en 2030, plus de 500 000 canadiens auront la maladie. Au Canada, la maladie coûte environ 3 milliards de dollars chaque année.

Selon une étude publiée en septembre 1998 dans le Journal de l'Association médicale canadienne, le coût annuel sociétal des soins et traitements pour les personnes atteintes de la maladie d'Alzheimer est proportionnel à l'intensité de la maladie :

- intensité légère, 9451 $;
- intensité intermédiaire, de 16054 $ à 25724 $;
- stade avancé, 36794 $.

Pour ce dernier stade, c'est le placement en centre d'hébergement qui est le principal élément du coût, allant jusqu'à en représenter 84%.

2°)Aux Etats-Unis :

4 millions de patients seraient actuellement atteints de la maladie d'Alzheimer. Et ce chiffre pourrait dépasser 10 millions en 2040 et atteindre 14 millions en 2050. Plus de 7 patients sur 10 vivent à domicile. La maladie d'Alzheimer y serait la 4° grande cause de décès. Les coûts financiers pour le diagnostic, le traitement, les soins sont estimés à plus 100 milliards de dollars par an. On estime que si la médecine parvenait à retarder de 5 ans l'âge moyen du début de la maladie d'Alzheimer, le système de santé économiserait 50 milliards de dollars par année.

3°)Mais encore :

Les données, basées sur une centaine d'études réalisées depuis un quart de siècle, montrent que la **prévalence**, parmi des sujets âgés de plus de 65 ans, est très variable : 1,1% au Niger, 4,6% à Shangaï, 10,3% à Boston. Un tel écart entre les chiffres est, en partie, dû à la variabilité des outils de dépistage et de diagnostic et à la variabilité de l'espérance de vie, moindre au Niger, d'autant qu'il n'y a pas d'état civil.

Sex ratio

Dans pratiquement toutes les enquêtes, il existe une prépondérance féminine, globalement de 2/1, qui croît également avec l'âge. Une explication possible, et qui rend probablement compte d'une bonne partie de cet effet, est liée à la différence d'espérance de vie selon le sexe. Il semble toutefois que cette prépondérance persiste si l'on compare hommes et femmes à longévité égale. L'une des raisons évoquées est la chute du taux d'œstrogènes plasmatiques du fait de la ménopause.

V/TRAITEMENTS

Les traitements cholinergiques

Parmi les très nombreuses substances qui ont fait l'objet d'essais thérapeutiques au cours de la maladie d'Alzheimer, les agents cholinergiques méritent une attention particulière. Il est généralement admis que le système cholinergique est impliqué dans le déficit cognitif des patients atteints de la maladie d'Alzheimer, même si l'atteinte de ce système n'explique pas l'ensemble des anomalies cliniques, biochimiques et pathologiques observées. Cependant, la découverte d'une perte sélective de neurones cholinergiques au niveau de l'hippocampe et du cortex frontal, ainsi que l'observation d'une diminution drastique des taux de choline acétyltransférase ont encouragé les essais dans ce domaine.

Pour augmenter la concentration en acétylcholine, trois stratégies ont été utilisées : l'apport de précurseurs de l'acétylcholine (lécithine), l'inhibition de l'acétylcholinestérase, enzyme de dégradation normale du neurotransmetteur (physostigmine, tétrahydroaminoacridine, donézépil, rivastigmine), la stimulation des récepteurs post-synaptiques par des agonistes muscariniques ou nicotiniques.

1°)Les inhibiteurs de l'acétylcholinestérase

Les inhibiteurs de l'acétylcholinestérase (IACE) retardent la progression des symptômes, particulièrement les troubles du comportement et la charge de l'aidant à domicile, et donc le placement en institution, et de fait réduisent le coût des soins. Ils ont un effet modeste sur les symptômes cognitifs. Le retard du déclin cognitif est généralement objectivé à partir de 3 mois de traitement ; il est significatif à 6 mois. L'effet sur les troubles du comportement a été mis en évidence. L'amélioration du confort de vie du malade et de son entourage justifie à elle seule le traitement.

Il existe à ce jour 3 molécules : le donépézil, la rivastigmine, la galanthamine. Leur prescription initiale est réservée aux spécialistes (neurologues, gériatres, psychiatres) du fait de la difficulté du diagnostic initial et de leur spécificité d'action. En revanche, le renouvellement des prescriptions et la surveillance du traitement peuvent être effectués par le généraliste. Le spécialiste doit revoir le patient à distance pour évaluer l'impact du traitement sur la maladie. Ces médicaments ont actuellement l'AMMautorisation de mise sur le marché pour les démences légères à modérées (MMS de 10 à 25) et ont montré leur intérêt dans les démences sévères.   Plus vrai

Autres traitements

Les lésions biochimiques de la maladie d'Alzheimer ne sont pas univoques ni limitées au système cholinergique. D'autres systèmes sont atteints. Il est donc clair que l'on ne peut attendre un plein effet de la substitution par les seuls produits cholinergiques, il faut évaluer les possibilités de succès à partir d'autres pistes.

De nombreux produits à impact très variés ont été évalués dans cette pathologie mais n'ont pas l'autorisation de mise sur le marché. Nous citerons : 1) les antioxydants (vitamine E ou tocophérol ; la Sélégiline ou Déprényl, IMAO-B, utilisé dans la maladie de Parkinson) ; 2) les activateurs du métabolisme neuronal et les nootropes (dérivés du gingko-biloba, piracétam, huperzine, cérébrolysine …).

Il est instructif de rappeler rapidement que certaines produits n'ont pas pu faire la preuve de leur efficacité et donc ont fait abandonner diverses pistes pharmacologiques (et donc autant d'hypothèses) : les œstrogènes, les anti-Cox2, l'hydroxychloroquine … **(34,49,60)**

La lecture des travaux en cours, donc le futur thérapeutique, illustre la diversité des pistes de recherche dans la maladie d'Alzheimer.

La mémantine :

Il existe une autre substance qui, jusqu'à maintenant, a seulement été testée lors d'études cliniques et n'a pas encore été prescrite par les médecins. Il s'agit de la mémantine, qui semble être efficace aussi lors de démences graves. Une étude (4) a montré que, même dans le dernier stade de la démence, la dégénérescence a pu être arrêtée (en comparaison avec des patients qui n'avaient pas reçu ce médicament) et que le médicament était bien toléré. La mémantine bloque le récepteur NMDA dans la fente synaptique. Il en résulte que les récepteurs ne peuvent plus être surexcités par le neurotransmetteur glutamate, ce qui entraînerait sinon, la mort de la cellule nerveuse **(70).**

Prévention :

Il semble que certains traitements et comportements retardent l'apparition de la maladie d'Alzheimer :
- la prévention de la maladie vasculaire **(35,47, 69)**
- le traitement hormonal substitutif de la ménopause **(65)**
- activités psychologiques et sociales, niveau d'éducation **(82)**
- consommation de vin (ou d'alcool) (étude PAQUID)

OBJECTIFS DE L'ETUDE

L'objectif principal de cette étude est d'estimer la fréquence des démences non diagnostiquées dans une population de personnes âgées hospitalisées en service de gériatrie aiguë. En effet, l'intérêt d'un diagnostic fait précocement est de retarder la dépendance due à la maladie par la mise en route de traitements symptomatiques et des mesures préventives des aggravations.

Les objectifs secondaires sont d'essayer d'analyser cette population non diagnostiquée pour comprendre pourquoi le diagnostic n'a pas été posé et pour tenter d'apporter des éléments d'amélioration de notre système de soin.

Nous allons essayer de voir la différence entre les patients déments et les non déments au niveau leur mode de vie (entourage, aides éventuelles, présence d'un médecin traitant) et de leur état clinique (statut nutritionnel, niveau d'autonomie, troubles des fonctions supérieures). Est-ce que la présence de pathologies intercurrentes, des troubles sphinctériens, de troubles de la marche, de troubles de l'humeur et du comportement influencent le diagnostic ?

Le but est de comprendre pourquoi le diagnostic est retardé et d'essayer d'améliorer la situation en ciblant les domaines ayant le plus d'influence sur le dépistage précoce.

PRESENTATION DE L'ETUDE

Il s'agit d'un travail prospectif réalisé sur une période de plus d'un an, d'octobre 2000 à décembre 2001, dans le cadre du service de gériatrie aiguë du Professeur Bouchon au centre hospitalier Charles Foix d'Ivry-sur-Seine.

I/LES PATIENTS

L'étude a été réalisée dans une des salles du service, sur les 180 premiers patients hospitalisés durant la période d'observation, âgés de 67ans et plus sans critère d'exclusion.

Il s'agit d'un travail prospectif. C'est une étude observationnelle et il n'y a pas eu d'examen supplémentaire par rapport au bilan réalisé habituellement dans le service. Le comité d'éthique n'a donc pas été saisi.

II/RECUEIL DE DONNEES (Cf annexes)

Afin d'obtenir le maximum d'informations, nous avons établi pour chaque patient une fiche de recueil de données systématiquement à leur entrée dans le service. Cette fiche a été remplie par le chef de clinique du service au cours de l'hospitalisation. Le recueil comprend :

Etat civil

Motif d'hospitalisation

Pour plus de clartés les motifs d'hospitalisation ont été regroupés en :

- altération de l'état général
- chutes
- maladie infectieuse
- pathologie cardio-vasculaire
- pathologie neurologique
- pathologie hématologique
- perte d'autonomie
- fracture
- troubles des fonctions supérieures
- douleur

- trouble métabolique
- escarres

Mode de vie
-seul au domicile
-domicile avec famille
-institution non médicalisée
-institution médicalisée

Evaluation sociale

Les patients atteints de la maladie d'Alzheimer présentent une perte d'autonomie progressive conduisant l'entourage à prendre en charge certains soins que le sujet devient incapable de réaliser lui-même, voire de faire appel à certains professionnels du secteur paramédical. Il nous a semblé intéressant de connaître les différents intervenants dans la réalisation de ces soins et la proportion de patients faisant appel à des intervenants extérieurs.

Nature des aides au domicile
-inexistantes
-famille, amis, voisins
-aide-ménagère
-infirmière

Démence connue

A l'entrée dans le service la démence était elle connue ou n'avait elle jamais été évoquée ?
-oui
-non

Ancienneté des troubles

Souvent difficiles à dater avec précision, les premiers signes sont à comparer avec la date de diagnostic de la maladie.
_années

Traitement de la démence

Chez les patients déments un traitement anticholinestérasique a-t-il été instauré ? Reflète la prise en charge de la maladie.

-oui

-non

Médecin traitant

Il a semblé intéressant de voir si les patients avaient un médecin et si cela pouvait influer le diagnostic précoce.

-oui

-non

Facteurs de risques cardio-vasculaires et leur traitement

Il nous a semblé intéressant de noter les facteurs de risques cardio-vasculaires car de plus en plus d'arguments sont en faveur du rôle de l'hypertension artérielle (HTA) et du cholestérol. L'HTA augmenterait le risque de démence notamment de démence vasculaire mais aussi de maladie d'Alzheimer. De même il y aurait une diminution de la prévalence de la maladie d'Alzheimer chez les malades qui ont été traités par les statines.

-HTA et traitement

-Diabète et traitement

-Cholestérol

Mini-Mental Status Examination (MMS)

L'évaluation cognitive systématique des malades entrants est réalisée par un MMS (Folstein et al). Le MMS est un test d'évaluation des fonctions cognitives, basé sur trente questions successives à choix ouvert. Ces questions explorent l'orientation temporo-spatiale, la mémoire à court et long terme, la praxie constructive, le langage, la lecture, le calcul, l'écriture, la compréhension des ordres simples et complexes.(23, 31, 64)

Le score obtenu va de zéro à trente, un sujet ayant un MMS supérieur à 27 étant considéré normal. Le MMS est un test d'utilisation courante, validé pour le dépistage et le suivi des troubles cognitifs. Il a fait l'objet de critiques en raison du biais relatif au niveau socio-culturel du patient. Il explore les compétences cognitives d'un patient a un moment donné. Connaissant ses limites, il apporte des informations pertinentes dans le dépistage des démences, l'évaluation de leur sévérité et de leur suivi sous traitement. Un exemple se trouve dans le chapitre « annexes ».

Activities of Daily Living (ADL)

L'autonomie a été évaluée sur l'interrogatoire de la famille et sur l'observation du personnel soignant et quantifié sur l'échelle ADL de Katz (Katz et al). Cette échelle mesure la niveau de dépendance d'un patient dont l'autonomie se trouve potentiellement réduite. Adaptée aux altérations sévères avec atteinte des fonctions cognitives et motrices, cette échelle est d'utilisation courante en gériatrie. Elle permet de déterminer le niveau de dépendance et les besoins en soins à domicile du patient. Le score va de 0 (dépendance complète) à 6 (autonomie totale) par paliers de 0.5 (18, 64). Un exemple se trouve dans le chapitre « annexes ».

Statut nutritionnel

a/Mini Nutritionnel Assessment (MNA)

Le MNA permet d'évaluer le comportement alimentaire du patient et ainsi son état nutritionnel et de dépister une malnutrition. Le score maximal est trente. Il permet une prise en charge précoce, une fois détectée, de la malnutrition et donc de sa cause. Il existe un mauvais état nutritionnel lorsque le score est en dessous de 17 et un risque de malnutrition entre 17 et 23.5/30 (64).

b/Apports alimentaires
-normaux
-diminués

c/Poids
en kilogrammes
mesuré dans le service par une chaise pèse personne ou un lève malade pèse personne.

d/Albuminémie, Hémoglobinémie, Clairance de la créatinine calculé par la formule de Cockcroft, Protéine C-Réactive (montre l'hypercatabolisme)

Ce bilan est réalisé systématiquement à l'entrée et à la sortie des patients. Il reflète l'état clinique, inflammatoire et nutritionnel du patient.

e/Evaluation du risque d'escarre (Indice de Norton)
-inférieur à 14
-supérieur à 14

L'indice de Norton est une échelle remplie par les soignants, visant à estimer le risque d'escarre. Elle prend en compte la mobilité, la continence et les fonctions supérieures du patient.

Fonctions sphinctériennes
-continence urinaire
-incontinence urinaire
-continence fécale
-incontinence fécale

Troubles de la marche
La marche est fréquemment atteinte lors de la démence et en particulier la station unipodale.
-chutes
-station unipodale possible plus de cinq secondes
-trouble de la marche

Troubles de l'humeur
Les troubles de l'humeur et du comportement sont fréquents chez les patients atteints de la maladie d'Alzheimer. Il nous a paru intéressant de voir si nous retrouvions cette tendance dans notre étude.
-oui
-non

Troubles du comportement
-oui
-non

Douleur
-oui
-non

Evaluation sensorielle
Nous n'avons pas tenu compte du fait d'être appareillé ou non, mais simplement du fait du bon fonctionnement ou non du sens, avec ou sans appareil.
-dentition : bonne ou mauvaise
-vision : bonne ou mauvaise
-audition : bonne ou mauvaise

Tomodensitométrie cérébrale
L'apport du scanner dans le diagnostic et le diagnostic différentiel de la maladie d'Alzheimer est indéniable. Il n'y a pas de signes spécifiques de la maladie d'Alzheimer. Il est néanmoins indispensable. Il permet de rechercher des stigmates d'accidents vasculaires cérébraux, passés cliniquement inaperçus ou d'un processus expansif. Plus rarement, il montre une dilatation ventriculaire : sans atrophie cortio-sous-corticale, elle est en faveur d'une hydrocéphalie à pression normale ; avec atrophie, elle est secondaire à l'atrophie et peut entrer dans le cadre d'un processus neurodégénératif.
- non faite
- normale
- atrophie cortico sous corticale
- atrophie fronto-temporale
- accident ischémique
- hémorragie
- hydrocéphalie

Diagnostic principal

Le diagnostic de démence a été porté au moyen de tests neuropsychologiques, en accord avec les critères du DSMIV. Ces tests ont été réalisés par une neuropsychologue ou par un des médecins du service. Ils comprennent au minimum une évaluation des praxies, des fluences verbales, de la mémoire biographique, un test de 5 mots de Dubois, une évaluation du jugement.

Pour plus de clarté, les diagnostics ont été regroupés en :
- arthrose
- cancer
- broncho pneumopathie chronique obstructive
- démence frontale
- démence vasculaire
- démence mixte
- maladie d'Alzheimer
- maladie des corps de Lewy
- ostéoporose
- pathologie cardio-vasculaire
- pathologie hématologique
- pathologie infectieuse
- pathologie neurologique
- pathologie psychiatrique
- trouble métabolique
- syndrome dépressif
- éthylisme
- hypotension orthostatique
- hypothyroïdie

Démence

La démence est elle diagnostiquée à la sortie ? A comparer aux patients déments connus à l'entrée. Sous l'appellation « démence », nous avons regroupé la maladie d'Alzheimer, la maladie des corps de Lewy, la démence vasculaire et la démence fronto-temporale.

-oui

-non

Traitement anticholinestérasique à la sortie

- oui

- non

Devenir

Il est intéressant de voir où sont orientés les patients, et notamment les patients déments, afin de comparer leur situation avant et après passage dans le service et d'évaluer l'aide qui leur a été apportée.

- retour au domicile

- retour au domicile avec aides

- moyen séjour

- long séjour

- maison de retraite

- décès

RESULTATS

Les résultats concernent les 180 premiers patients recrutés entre octobre 2000 et décembre 2001 dans une des salles du service.

Nous présentons dans un premier temps une analyse unidimensionnelle de la population prise dans son ensemble. Ceci permet d'avoir une description de la population étudiée et de ses principales caractéristiques. Dans un second temps nous effectuons des comparaisons entre la population de patients déments et non déments en fonction de leur mode de vie et de leur état clinique afin de mettre en évidence d'éventuelles différences.

Afin d'établir des statistiques les données sont traitées avec le logiciel informatique « statview »version 5.0. Les comparaisons des variables qualitatives sont effectuées au moyen du test du Chi 2 ou, en cas d'effectif insuffisant, à l'aide du Chi 2 corrigé de Yates ou du test exact de Fisher. La comparaison de plusieurs moyennes est réalisée par une analyse de variance en cas de normalité des distributions et d'égalités des variances. Le seuil de signification des tests était fixé à 5%.

I/RESULTATS DESCRIPTIFS DE LA POPULATION TOTALE

Sexe
Les femmes représentent 71 % de la population étudiée (n=127).

Age
La moyenne d'âge est de 85 ans (+/- 7) avec des extrêmes allant de 45 à 101 ans. La population féminine est significativement plus âgée (85,8 vs 83,1 ans, p=0,02).

Lieu de vie
Cette étude révèle que : sur 177 patients

- 154 (87 %) vivent à domicile dont 86 seuls (48,5%) et 68 (38,5%) avec un membre de leur famille :enfant ou conjoint le plus souvent
- 14 vivent en structures médicalisée pour personnes âgées (8%)
- 9 bénéficient d'un hébergement en structure non médicalisée pour personnes âgées (5%)

Evaluation sociale

Elle a pu être déterminée sur 173 patients sur les 180 :
- 66 patients sont totalement seuls (38%)
- 47 patients sont aidés seulement par une aide informelle (famille, amis, voisins) (27%)
- 43 bénéficient d'aide-ménagères (25%)
- 15 bénéficient d'infirmières(8%)
- 5 bénéficient d'auxiliaire de vie 24h sur 24 (2%)

Médecin traitant

169 patients (94%) ont un médecin traitant.

Motifs d'hospitalisation

Afin de rendre les résultats statistiquement interprétables les différents motifs ont été regroupés en 12 catégories :
- 51 patients (28%) ont été hospitalisés pour altération de l'état général
- 32 patients (17,7%) ont été hospitalisés pour chutes
- 25 patients (13,8%) ont été hospitalisés pour troubles des fonctions supérieures
- 22 patients (12,2%) ont été hospitalisés pour pathologie neurologique
- 22 patients (12,2%) ont été hospitalisés pour pathologie infectieuse
- 15 patients (8,3%) ont été hospitalisés pour pathologie cardio-vasculaire

- 8 patients (4,4%) ont été hospitalisés pour douleurs
- 5 patients (2,7%) ont été hospitalisés pour trouble métabolique
- 4 patients (2,2%) ont été hospitalisés pour fractures
- 3 patients (1.,6%) ont été hospitalisés pour pathologie hématologique
- 2 patients (1,1%) ont été hospitalisés pour escarres
- 1 patient (0,5%) a été hospitalisés pour rapprochement familial

Démence

55 (30,5%) patients hospitalisés ont une démence connue à l'entrée qu'elle soit traitée ou non, étiquetée ou non. Une datation plus ou moins précise de l'apparition des premiers signes liés à la démence a pu être obtenue pour seulement 42 de nos patients.

L'ancienneté peut aller de 3 mois à 9 ans.

Seuls 7 patients soient 12,7% des déments connus ont un traitement anticholinestérasique à l'entrée.

A la sortie sur 180 patients : 124 patients sont étiquetés comme déments, soient 70% de déments, parmi lesquels 53 connus à l'entrée. 26,6% d'entre eux ont été mis sous traitement anticholinestérasique.

Facteurs de risque cardio-vasculaires et leur traitement

- 93 patients sur 166 (56%) ont une HTA
- 31 patients sur 163 (19%) ont un diabète
- 35 patients sur 99 (35,4%) ont une cholestérolémie supérieure à 5 mmol/l.

Le Mini Mental Test

Calculée pour 153 de nos patients, la valeur moyenne du MMS sur 30 est 18,6 +/-6,7. Les valeurs retrouvées allant de 2 à 30 sur 30.

Evaluation de l'autonomie par l'échelle ADL

Réalisée chez 178 patients le score moyen est de 3,74 +/-2,03 sur 6 avec des valeurs allant de 0 à 6.

Evaluation de l'état nutritionnel

Notre population est relativement dénutrie puisque le score moyen du MNA est de 18 (+/-5,2). Cependant il existe un risque d'escarre chez "seulement" 21 % de la population.

Tableau n°3 :

MNA moyenne	Poids moyenne	Apports alimentaires diminués (%)	Albuminémie moyenne	Hémoglobinémie moyenne	CRP moyenne	Clairance de la créatininémie moyenne	Norton <14 (%)
18 +/- 5,2	59,7 +/-14	32%	32,2 +/-6	12,3 +/-2	38 +/-7	46 +/-21	21%

    a/ Mini Nutritional Assessment : cette évaluation a porté sur 146 sujets. La moyenne obtenue est 18,07 +/-5,17 sur 30, avec des valeurs allant de 4,5 à 28 sur 30.

    b/ Poids : sur les 172 patients pesés la moyenne est de 59,68 (+/-13,96) kilogrammes avec des valeurs allant de 34 à 108 kg, avec une médiane à 56 kg.

    c/ Apports alimentaires : sur 169 patients évalués 55 patients ont des apports diminués soient 32%.

    d/ Valeurs biologiques :

- albuminémie : pour les 172 patients sur 181 prélevés, la moyenne est de 32,23 +/-5,9 grammes par litre avec des valeurs allant de 16 à 52.
- Hémoglobinémie : pour les 172 patients sur 181 prélevés, la moyenne est de 12,26 +/-1,88 grammes par litre avec des valeurs allant de 6 à 18,9.
- CRP : pour les 173 patients sur 181 prélevés, la moyenne est de 38,31 +/-67,58 grammes par litre avec des valeurs allant de 2 à 497.
- clairance de la créatinine : pour les 165 patients sur 181 prélevés, la moyenne est de 46,34 +/-21,42 avec des valeurs allant de 4 à 125.

e/ Norton : sur 165 patients

- 35 patients inférieurs à 14 soient 21%

Fonctions sphinctériennes :

Près de la moitié de la population présente une incontinence urinaire (78/174 soit 45%) et un tiers d'entre eux une incontinence fécale (55/173 soit 32%).

Troubles de la marche

Bien que 91 % des patients ne tiennent pas plus de 5 secondes sur un pied, et que 63 % présentent des troubles de la marche, seuls 1/3 se plaignent de chutes (63/175 soient 36%).

Troubles de l'humeur et du comportement

Sur les 174 patients évalués :

- 35 patients soient 20% ont des troubles de l'humeur
- 48 patients soient 27,5% ont un trouble du comportement

Evaluation sensorielle

a/Dentition :sur 144 patients

- 10 soient 7% ont une mauvaise dentition

b/Vision : sur 146 patients

- 31 soient 22% ont une mauvaise vision dont 5 soient 3,5% ont une cécité

c/Audition : sur 146 patients

- 28 soient 19 % ont une mauvaise audition dont 3 soient 2 % sont sourds

Tomodensitométrie cérébrale

Comprend les scanners réalisés lors de l'hospitalisation ou préexistants. Leur interprétation donne les résultats suivants : chez 97 patients seulement ayant bénéficié de l'examen

- 56 (58%) montrent une atrophie cortico-sous-corticale

- 19 (20%) montrent des images d'accidents ischémiques anciens
- 3 (3%) montrent des images d'hémorragie
- 2 (2%) montrent des images d'atrophie fronto-temporale
- 2 (2%) montrent des anomalies diverses : hydrocéphalie, épendymome
- 2 (2%) montrent des images de leucoaraïose
- 13 (13%) sont normaux

Diagnostic principal :

Sur 178 patients dont on connaît le diagnostic : le 1er diagnostic en terme de fréquence est la démence (70%) suivie par les problèmes cardiovasculaires (35%) Nous avons retenu plusieurs diagnostics par patient ce qui explique les totaux supérieurs à 100%. En effet la polypathologie est très fréquente en gériatrie.

- 2 patients ont de l'arthrose (1,1%)
- 5 ont un cancer (2,8%)
- 2 ont une broncho pneumopathie chronique obstructive (1,1%)
- 37 ont une démence -autres que la maladie d'Alzheimer- soient 21% (37 dont : démence frontale 1, démence vasculaire 7, démence mixte 5, 24 non déterminée)
- 87 ont une maladie d'Alzheimer (49%)
- 3 ont une maladie des corps de Lewy (1,7%)
- 2 ont de l'ostéoporose (1,1%)
- 62 ont une pathologie cardio-vasculaire (35%)
- 3 ont une pathologie hématologique (1,7%)
- 20 ont une pathologie infectieuse (11%)
- 12 ont une pathologie neurologique (6,7%)
- 3 ont une pathologie psychiatrique (1,7%)
- 2 ont un trouble métabolique (1,1%)
- 6 ont un syndrome dépressif (3.4)

- 4 souffrent d'éthylisme (2,2%)
- 3 souffrent d'hypotension orthostatique (1,.7%)
- 6 d'hypothyroïdie (3,4%)

Durée de séjour

La durée moyenne de séjour est de 25 jours.

Devenir

Sur 176 patients suivis à la sortie :

- 63 sont retournés au domicile avec des aides soient 35,8%
- 48 sont retournés au domicile sans aides soient 27,2%
- 40 sont allés en maison de retraite soient 23%
- 12 sont allés en long séjour soient 7%
- 13 sont décédés soient 7%
-

II/COMPARAISON DES POPULATIONS DEMENTES ET NON DEMENTES.

Comparaison entre le nombre de patients connus comme déments à l'entrée et le nombre de patients déments à la sortie.

Sur 178 patients pour lesquels un diagnostic a pu être fourni concernant leurs fonctions cognitives, 124 sont classés "déments" parmi lesquels seuls 53 étaient connus. A noter 2 diagnostics de démence non confirmés dans le service.

Il n'y a pas de différence d'âge entre les deux groupes (85,2 vs 84.8 ans chez les non déments, p=0.77).
Parmi les déments non diagnostiqués, 93% (115/124) ont un médecin traitant.
Le MMS moyen chez les patients déments est de 17 (+/-6,89) et de 22,33 (+/-4,06) chez les non déments ce qui est significatif (p< 0.0001)
L'ADL moyen est de 3.58 (+/-2) pour les patients déments et de 4.15 (+/- 2) pour les patients non déments, ce qui n'est pas significatif (p=0.09)

Comparaison entre la démence et l'existence d'une aide à domicile

Il n'y a pas de différence significative en ce qui concerne les aides entre les déments et les non déments. (p=0,12)

Tableau n°4 :

	Aide 24h/24h	Aide ménagère	famille	IDE	Pas d'aide	Portage des repas	totaux
Absence de démence	1 (0,58%)	12 (7 %)	9 (5,23%)	6 (3,5%)	21 (12,2%)	1 (0,6%)	50 (30%)
Démence	4 (2,33%)	31 (18%)	38 (22%)	3 (1,74%)	44 (25,6%)	2 (1,16%)	122 (70%)
totaux	5 (2,9%)	43 (25%)	47 (27,23%)	9 (5,24%)	65 (37,8%)	3 (1,76%)	172 (100%)

Comparaison entre la démence et le lieu de vie.

Il n'y a pas de différence significative de mode de vie des patients qu'ils soient déments ou non. (p=0,32)

Tableau n°5 :

	Seul au domicile	Domicile avec conjoint	Domicile avec enfant	Domicile avec famille	Foyer logement	Maison de retraite	totaux
Absence de démence	30 (17%)	9 (5,11%)	3 (1,7%)	5 (2,84%)	1 (0,57%)	4 (2,27%)	52 (29,55%)
Démence	55 (31,25%)	34 (19,32%)	9 (5,11%)	8 (4,54%)	8 (4,54%)	10 (5,68%)	124 (70,46%)

totaux	85 (48,25%)	43 (24,43%)	12 (6,81%)	13 (7,38%)	9 (5,11%)	14 (7,95%)	176 (100%)

Comparaison entre la démence et le statut nutritionnel.

Si le poids, l'albuminémie moyenne , la quantité des apports et le score de Norton ne sont pas significativement différents chez les déments ou non déments, il existe un différence significative concernant le score moyen du MNA (cf tableau n°6),

Tableau n°6 :

	Démence	Absence de démence	p
Poids moyenne en kg (ET)	58,5 (+/-13,68)	62 (+/-14,17)	1,13
MNA moyenne(ET)	17,27 (+/-4,96)	19,88 (+/-5,18)	0,0056
Albuminémie moyenne en g/l(ET)	32,27 (+/-6,16)	32,12 (+/-5,37)	0,88
Norton < 14 en%	N = 23	N=12	0,36
Apports diminués	N= 42	N= 13	0,27

Comparaison entre la démence et les troubles sphinctériens.

Il y a significativement plus d'incontinents urinaires chez les déments (81% (63/78) vs 19% (15/78) p=0,014) alors qu'il n'y a pas de différence retrouvée concernant la continence fécale (p=0,17).

Comparaison entre la démence et les troubles de la marche.

Tableau n°7:

	Démence	Absence de démence
Troubles de la marche	84 (69%)	25 (49%)
Chutes	48 (39%)	15 (28%)
Station unipodale impossible	110 (90%)	50 (92%)

Il y a significativement plus de patients ayant des troubles de la marche chez les déments (p=0,022).

Pourtant il n'y a significativement pas plus de chutes chez les déments que chez les non déments (p=0,1). De même il n'y a pas de différence significative en ce qui concerne la station unipodale entre les déments et les non déments (p=0,65).

Comparaison entre la démence et les troubles des fonctions sensorielles.

Il n'y a pas de différence significative entre déments et non déments en ce qui concerne les troubles de la vision. p=0.82

Comparaison entre l'existence d'une démence et les facteurs de risque cardio-vasculaires.

Il n'y a pas de différence significative en ce qui concerne l'hypertension artérielle (p=0,9), le diabète (0,07) et l'hypercholestérolémie (p=0,31) entre les déments et les non déments.

Comparaison entre l'ADL et le devenir.

Tableau n°8 :

	Effectifs	ADLmoyenne (ET)
Décès	13	1,04 (+/-1,77)
Long séjour	12	3,22 (+/-1,86)
Maison de retraite	39	3,14 (+/-2)
Retour à domicile	47	4,47 (+/-1,9)
Retour à domicile avec aides	62	4,3 (+/-1,7)

Il y a une différence significative des ADL entre les patients décédés et ceux transférés en long séjour (p=0,0043), entre les patients décédés et ceux transférés en maison de retraite (p=0,0007), entre les patients décédés et ceux retournés à domicile (p<0,0001), entre les patients décédés et ceux retournés à domicile avec aides (p<0,0001), entre les patients transférés en maison de retraite et ceux retournés au domicile (p=0,002), entre les patients transférés en maison de retraite et ceux retournés au domicile avec aides (p=0,002), entre les patients transférés en long séjour et ceux retournés au domicile (p=0,023), entre les patients transférés en long séjour et ceux retournés au domicile avec aides (p=0,017).

Comparaison entre l'MMS et le devenir.

Tableau n°9 :

	Effectifs	MMS moyenne (ET)
Décès	6	13,67 (+/-8)
Long séjour	8	13,57 (+/-3,6)
Maison de retraite	35	17,86 (+/-7,2)
Retour à domicile	42	20,1 (+/-6,38)
Retour à domicile avec aides	60	19 (+/-6,32)

Il y a une différence significative des MMS entre les patients décédés et ceux retournés à domicile (p=0,03), entre les patients transférés en long séjour et ceux retournés au domicile (p=0,012) et entre les patients transférés en long séjour et ceux retournés au domicile avec aides (p=0,03).

Relation entre le diagnostic principal (démence et pathologie cardio vasculaire) et le devenir.

Tableau n°10 :

	Décès	Long séjour	Maison de retraite	Retour à domicile	Retour à domicile avec aide	totaux
Démence (autre qu'Alzheimer)	0	0	7 (4,75%)	5 (3,4%)	13 (8,67%)	25 (16,82%)
Maladie d'Alzheimer	5 (3,38%)	8 (5,4%)	14 (9,46%)	16 (10,8%)	19 (12,84%)	62 (42%)
Pathologie cardio vasculaire	1 (0,67%)	3 (2%)	5 (3,38%)	5 (3,38%)	10 (6,76%)	24 (16,2%)
Démence, pathologie cardio vasculaire	4 (2,7%)	1 (0,67%)	3 (2%)	2 (1,3%)	2 (1,3%)	12 (7,97%)
Maladie d'Alzheimer, pathologie cardio vasculaire	0	0	6 (4,05%)	12 (8,11%)	7 (4,73%)	25 (16,89%)
totaux	10 (6,76%)	12 (8,1%)	35 (23,65%)	40 (27,03%)	51 (34,46%)	148 (100%)

P=0,28

Il n'y a pas de différence significative du devenir des patients selon le diagnostic principal.

Il n'y a pas de différence significative du devenir entre les patients dément et les non déments (p=0,1).

Relation entre le diagnostic de démence et le changement de lieu de vie.

Si on compare le changement de lieu de vie entre les déments et les non déments il n'y a pas de différence significative. p= 0.97

Comparaison entre l'existence d'une démence et les troubles du comportement et les troubles de l'humeur.

Il y a significativement plus de trouble du comportement chez les patients déments par rapport aux non déments (34% vs 12% p= 0,007) mais pas plus de troubles de l'humeur (p=0,58).

Comparaison entre démence et durée de séjour.

Il n'y a pas de différence significative des durées de séjour entre les déments et les non déments. . (30,6j +/-38,6 versus 25,4+/-16,5, p=0,36).

DISCUSSION

I/ L'AGE ET LE SEXE

La majorité des patients recrutés sont des femmes : **71%** contre seulement 29% d'hommes. Observons alors les données de l'INSEE datant de 1999 concernant la population âgée de la France qui retrouve chez les plus de 60 ans 57% de femmes. Nous pouvons constater que le pourcentage de femmes est plus important au sein de notre population. Ceci peut s'expliquer par le fait que notre cohorte à une moyenne d'âge plus élevée (85 ans). Selon l'INSEE entre 85 et 89 ans il y a 69,1% de femmes, ce qui se rapproche sensiblement de notre recrutement. Il y a une différence significative entre l'âge moyen des femmes et l'âge moyen des hommes. (85,8 vs 83,1 ans , p=0,02).

Cela rejoint les données de l'institut national d'études démographiques qui donnent une espérance de vie à la naissance de 82,6 ans pour les femmes et de 75,6 ans pour les hommes. (29/01/2003)

Nous pouvons conclure, sans connaître les données épidémiologiques exactes de la population de 86 ans, que le pourcentage plus élevé de femmes dans notre cohorte reste logique.

Par ailleurs, l'analyse conjointe de 6 études européennes semble orienter vers une prévalence légèrement supérieure de la maladie d'Alzheimer dans le sexe féminin **(3, 11, 36)**, alors qu'au contraire la prévalence des démences vasculaires est plus élevée chez l'homme en raison du risque accru de facteurs de risque cardio-vasculaires.

Dans notre population de déments à la sortie 72,5% sont des femmes avec, en différenciant les démences, **74,7%** de femmes chez les patients Alzheimer, 50% de femmes dans les démences vasculaires.

Il n'y a pas de différence significative d'âge entre les déments et les non déments (85,2 vs 84.8 ans, p=0.77).

Enfin une étude réalisée au sein du service d'urgence de l'hôpital général de Mulhouse en 1993 **(15)** et recrutant sur une période de quatre semaines un effectif de 193 personnes âgées leur donne une moyenne d'âge de 80,03 ans (80,6 pour les femmes, 78,8 pour les hommes). Les femmes représentant 73,1% de l'effectif et les hommes 26,9%.

Une étude réalisée au sein des services d'urgences de l'hôpital de Toulouse sur quatre mois en 1997 et recrutant 118 patients atteints de maladie d'Alzheimer retrouve 72% de femmes pour 28% d'hommes.

Ces résultats sont superposables à ceux de notre étude.

La maladie d'Alzheimer à elle seule n'intervient pas ou peu dans le sex-ratio ou la moyenne d'âge des patients admis dans les services d'urgence ou d'hospitalisation.

II/NOMBRE DE PATIENTS NON DIAGNOSTIQUES.

Dans notre étude 124 patients sont diagnostiqués comme déments à la sortie alors que 55 étaient connus à l'entrée. **55,6%** des déments n'étaient pas diagnostiqués. Sur les 123 patients considérés comme non déments à l'entrée 71 sont déments. Ce résultat est statistiquement significatif ($p < 0,0001$).

Une étude dans 10 provinces du Canada en 2000 sur plus de 10000 personnes âgées de plus de 65 ans **(79)** a retrouvé 252 déments dont 64% n'étaient pas diagnostiqués. Lorsque des troubles mnésiques apparaissent, le besoin d'un recours au médecin n'est pas ressenti. Les personnes âgées considèrent les troubles de la mémoire comme normaux.

De même, en 1964, Williamson et al.**(88)** retrouvent 87% de déments non diagnostiqués par leur généraliste dans une communauté de 200 patients dont 55 déments.

En 1992, Lagaay et al.**(50)** montrent que 2/3 des démences n'étaient pas mentionnés dans le dossier médical du généraliste ; les signes étant attribués à l'âge, n'occasionnant pas de gêne, le diagnostic ne valant « pas le coup »…

Callahan et al.**(16)** ne retrouvent la notion de démence que dans 23,5% des dossiers des patients déments examinés.

Le déni de la démence comme maladie, malgré la pression médiatique de ces dernières années est préoccupante. Trop de médecins, et la société en général, continuent à considérer les déficiences du sujet âgé comme normales. Il en est de même des troubles de la marche ou de l'audition. Seuls les troubles visuels suscitent un peu plus d'attention. Ce sous-diagnostic altère le confort de vie du patient et de sa famille.

III/EXISTANCE OU NON D'UN MEDECIN TRAITANT

Le rôle du médecin traitant est indéniable dans la prise en charge des patients présentant une maladie d'Alzheimer quand revient à l'esprit la durée d'évolution de la maladie qui se situe entre 8 et 12 ans **(6, 38, 85)**. Le médecin de famille reste donc le premier intervenant médical tant dans la prise en charge au long cours des patients que dans les situations de crises. Mais surtout il est en première ligne pour faire le diagnostic de la maladie, repérer les premiers signes, savoir les interpréter, savoir interroger le patient et sa famille, évaluer le patient, l'orienter vers les spécialistes et lui proposer les aides et structures qui s'offrent à lui. Le médecin ne doit pas faire les erreurs de l'entourage et minimiser des signes annonciateurs, négliger une plainte réelle du patient ou de la famille. Il doit savoir dépister au plus tôt la maladie. Il possède un avantage indéniable puisqu'il connaît bien le patient, la famille et la situation. Une étude suédoise souligne le fait que les médecins traitants connaissent la maladie mais sous estiment sa fréquence, ils connaissent les traitements mais pensent que l'efficacité est limitée ; autant de freins au diagnostic précoce. De plus ils insistent sur le fait que le plus difficile semble être d'évaluer l'environnement social et d'organiser les aides **(63)**.

A ce titre , il parait utile d'insister sur le rôle de l'enseignement post-universitaire reçu régulièrement par les généralistes et des forums de rencontre entre médecins de ville et hospitaliers.

Dans notre étude, 93,5% de nos patients déments ont un médecin traitant. 94,5% des déments diagnostiqués ont un généraliste, 92,7% des déments non diagnostiqués ont un généraliste.

Il n'y a pas de différence statistiquement significative entre les patients déments et les non déments en ce qui concerne l'existence ou non d'un médecin traitant (p=0,37).

Il n'est pas normal qu'aussi peu de patients aient été diagnostiqués alors que la quasi totalité avait un médecin traitant. L'étude Eugénia en 1993 auprès de 987 généralistes de l'Hérault montre plusieurs dysfonctionnements : une grande variabilité des pratiques, un usage peu répandu des tests de dépistage ; 25 à 30% des médecins les connaissent, seuls 20% les utilisent, une connaissance limitée de l'existence de critères diagnostiques, une prescription à améliorer.

Selon une étude britannique, la moitié des médecins généralistes ne croit pas au bénéfice d'un diagnostic précoce. Lorsqu'une formation est faite les résultats s'améliorent **(71).** De plus, quand le médecin a des difficultés à faire le diagnostic il a plus de difficultés à le dire au patient. Il est plus difficile de dire qu'on suspecte une maladie que de dire qu'on en est sûr **(20).** Dans les phases précoces, le diagnostic est incertain, il est difficile de faire un examen des fonctions supérieures et de communiquer le diagnostic. De plus les généralistes manquent de temps. Ils mettent aussi en avant le fait que les patients ne consultent pas **(83).** Une étude américaine à Portland chez 68 médecins retrouve les mêmes freins au diagnostic : l'échec dans la reconnaissance de la maladie, le manque d'aides pour établir un diagnostic précis, le manque de temps, la non reconnaissance de l'importance d'une évaluation et d'un diagnostic précoce **(14).**

IV/LIEU DE VIE DU PATIENT

Il est intéressant de comparer le lieu de vie des patients déments à celui des autres patients, ainsi que le lieu de vie des patients déments diagnostiqués à celui des patients déments non diagnostiqués.

La grande majorité des patients vivent au domicile seul ou avec quelqu'un. 48,6% vivent seuls, 38,4% avec quelqu'un (conjoint, famille, ami), 13% en institution. Parmi les déments, **44,3%** sont seuls, 41% avec quelqu'un et 14,5% en institution. Ceci est comparable à la population totale de nos patients. Il n'y a pas de différence significative du lieu de vie entre les patients déments et les non déments (p=0,32). Pourtant on s'attendrait à voir plus de patients déments en institution ou très entourés alors que beaucoup sont totalement seuls.

Très peu sont en institution et notamment les patients déments puisque seuls 18 d'entre eux y vivent. Il est à noter que 9 patients en institution présentent une maladie d'Alzheimer non diagnostiquée alors qu'ils bénéficient d'un entourage compétent théoriquement sur les problèmes du sujet âgé. Il serait souhaitable d'apporter aussi une formation continue au personnel de santé des structures d'accueil pour personnes âgées afin d'éviter les retards de diagnostic.

Ross et al.**(73)** montrent que 60% des démences ne sont pas reconnues par l'entourage dans une étude sur les hommes Japano-américains en 1997.

Le public a besoin d'une formation pour distinguer les troubles bénins pour l'âge et les troubles plus importants et pour qu'ils prennent conscience de l'importance d'une consultation précoce. Les troubles mnésiques et les troubles des fonctions exécutives apparaissent précocement ; 18 mois avant le début de la maladie **(19)**. De même le manque du mot est un signe précoce à savoir reconnaître **(32).** Ce sont des signes précoces à connaître et auxquels donner de l'importance **(46).** Selon Shelley A. Sternberg **(79)**, les personnes responsables devraient être formées aux premiers signes de démence. Les familles peuvent nier le degré des troubles cognitifs ou compenser.

Ainsi la croyance trop répandue que la famille se décharge systématiquement d'un parent dément sur les institutions est mise à mal. Les statistiques montrent que la majorité des patients déments vit à domicile et est soutenue par les famille. Le placement en institution se fait souvent dans un sentiment de culpabilité **(28, 30)**, est ressenti comme une rupture, n'est envisagé qu'en dernier recours et la famille ne se dégage pas pour autant de toutes ses responsabilités. **(5)**

Il est à noter que sur les 14 patients en maison de retraite 10 sont déments, sur les 9 patients en foyer logement 8 sont déments. Aussi on peut conclure que la maladie d'Alzheimer augmente le risque de placement en institution. Or les patients vivant en institution sont les plus fragilisés de part leur isolement familial et affectif et par la perte de leurs repères habituels. Une étude réalisée à Reims en 1995, visant à établir les facteurs de risque de décès à 6 mois des personnes âgées de plus de 75 ans admises aux urgences, conclue que la vie en institution multiplierait par 3 ce risque (13).

Des efforts de prévention pourraient porter sur une meilleure prise en charge à domicile afin de retarder au maximum le placement en institution qui reste, malgré toute la compétence de ces établissements spécialisés, préjudiciables au confort moral des patients.

Les chiffres de notre étude montrent que seulement 32% des patients déments bénéficient d'une aide au domicile (aide-ménagère, auxiliaire de vie, portage des repas) et 7,2% du passage régulier d'une infirmière. Si on compare les aides dont bénéficient les patients, il n'y a pas de différence significative qu'ils soient déments ou non (p=0,12). Pourtant les patients déments semblent nécessiter plus d'aides du fait de leur dépendance ! Un effort pourrait sans doute être réalisé à ce niveau. La présence d'une infirmière et sa collaboration étroite avec le médecin traitant permettrait une meilleure prise en charge du patient. Mais même le personnel soignant, que ce soit le médecin ou l'infirmière, manque de compréhension quant à l'intérêt d'un diagnostic précoce. Dans notre étude, 44 patients déments soient **35,5%** n'ont pas du tout d'aides même familiales. Pour eux il semble que le dépistage est d'autant plus malaisé puisqu'ils sont seuls. Peut être faudrait-il que la communauté toute entière trouve des solutions pour sa population âgée et notamment pour lutter contre l'isolement social et moral. Une étude en Arkansas insiste sur le fait que les médecins traitants ne parlent pas aux familles des aides sociales envisageables (20).

D'autre part, lorsque le placement en institution s'avère inévitable, il y a lieu de choisir la structure la mieux adaptée au patient en fonction de la sévérité de la maladie, de la présence ou non d'antécédents somatiques associés et de son autonomie en vue d'établir pour chaque patient un projet thérapeutique personnalisé (29).

Abordons maintenant un aspect plus médical de cette étude, et comparons les motifs d'hospitalisation les plus fréquents des patients déments (124) comparés aux motifs d'hospitalisation des non déments (51).

Tableau n°11 :

	Patients déments	Patients non déments
Altération de l'état général	37 (30%)	14 (27,5%)
Chutes	22 (17,7%)	9 (17,6%)
Troubles des fonctions supérieures	21 (17%)	3 (5,8%)
Pathologie neurologique	14 (11%)	7 (13,7%)
Infection	13 (10%)	7 (13,7%)
Pathologie cardio-vasculaire	10 (8%)	3 (5,8%)
Douleur	6 (5%)	2 (4%)
Trouble métabolique	3 (2.,4%)	2 (4%)
Pathologie hématologique	1 (0,8%)	2 (4%)
Fractures	4 (3,2%)	1 (2%)
Escarres	1 (0,8%)	0

Pour tous nos patients les motifs principaux sont l'altération de l'état général et les chutes à proportion quasiment égale dans les deux groupes.

Altération de l'état général (AEG)

Presque 1/3 des patients sont hospitalisés pour AEG.
Il faut se demander ce que veut dire AEG. On peut considérer la définition pure : asthénie, amaigrissement, anorexie, mais aussi considérer que, souvent, sous ce terme, sont regroupés les pertes d'autonomie, les troubles des fonctions supérieures. Ceci permettrait d'expliquer le taux important d'hospitalisation

pour ce motif. Notamment chez les déments le fort pourcentage conduit à insister sur le fait qu'après avoir éliminé toute cause iatrogène, infectieuse, tumorale, neurologique, cardiaque, une déshydratation, un globe vésical…il faut évoquer la démence et entreprendre les tests et examens adéquats. Que se soit en médecine de ville, aux urgences, en hospitalisation, il faut savoir décrypter à travers le motif de consultation ou d'admission les véritables symptômes et ainsi rechercher les bons diagnostics. C'est pourquoi une formation des soignants de « première ligne » : généralistes, urgentistes, est nécessaire pour les sensibiliser au diagnostic de la démence dans toutes ses manifestations.

Chutes

Les personnes âgées sont fréquemment admises pour chutes. Elles peuvent entraîner des fractures, des lésions cérébrales à type d'hématome, une peur de la chute avec des répercussions sur la marche puis l'autonomie… Bien que 91 % des patients ne tiennent pas plus de 5 sec sur un pied, et que 63 % présentent des troubles de la marche, seuls 1/3 se plaignent de chutes (63/175 soient 36%).

La perte progressive des fonctions cognitives des sujets « Alzheimer », la réduction des fonctions sensorielles, une perte d'autonomie liée à l'âge ou à la maladie sont autant de facteurs susceptibles d'induire une chute chez une personne âgée souvent « polymédiquée » et exposée aux risques iatrogènes d'un traitement anti-hypertenseur ou psychotrope. 69% de nos patients déments ont des troubles de la marche et 39% se plaignent de chutes. Il y a significativement plus de patients ayant des troubles de la marche chez les déments (p=0,02) .

Pourtant il n'y a significativement pas plus de chutes chez les déments que chez les non déments (p=0,1). De même il n'y a pas de différence significative en ce qui concerne la station unipodale entre les déments et les non déments (p=0,65).

Une atrophie musculaire, une déminéralisation osseuse **(83)** et l'absence de réflexes de protection lors de la chute font que celles-ci entraînent plus fréquemment des fractures que chez le sujet jeune.

Dans bon nombre des cas le sujet aura été retrouvé sur le sol plusieurs minutes ou heures après la chute, dans un état stuporeux ou confusionnel, baignant dans ses urines, n'émettant pour toute plainte qu'un continuel et monocorde gémissement.

La première mesure doit être préventive et reste dans la compétence et sous la responsabilité du médecin traitant aidé par l'entourage du patient. Si une chute inaugurale peut volontiers s'avérer destructrice, le généraliste doit savoir détecter tous les facteurs de risque de chute et tous les signes objectifs ou subjectifs, qui sont autant de prémices à une diminution des fonctions sensorielles et de l'autonomie du patient. L'intérêt d'un diagnostic précoce de la démence apparaît de nouveau puisque c'est, à elle seule, un facteur de risque de chute. La maladie d'Alzheimer entraîne une marche plus lente et moins précise, associé à des troubles de l'équilibre, de l'attention et du jugement majeurs.

Un test simple dans sa réalisation est la mesure de la station unipodale **(83)**. Elle semble estimer avec justesse le risque ultérieur de chute (multiplié par deux si le sujet est incapable de se tenir plus de cinq secondes en équilibre sur une jambe). Sur nos 124 patients déments 110 ne tiennent pas la position soient 90%.

De plus le port de verres correcteurs, la prescription d'une canne ou d'un déambulateur, la prudence extrême dans la prescription de psychotropes, d'anti-hypertenseurs (22 patients sur les 31 hospitalisés pour chutes prenaient un traitement anti-hypertenseur soient 64,5%) ou d'hypoglycémiants, de simples conseils à l'entourage quant à l'accès du dément aux cages d'escalier, sur l'état des sols et leur encombrement, sur l'éclairage peuvent suffire à réduire considérablement l'incidence des chutes chez la personne âgée et à fortiori le dément. On veillera ainsi au maintien de la marche par des promenades quotidiennes. Les chaussures seront ajustées, bien lacées. L'infrastructure sera adaptée, à surface plane. Les obstacles seront éliminés au mieux, afin de prévenir tout risque de chute chez ces patients instables sur leurs jambes, parfois malvoyants ou "simplement" distraits.

Troubles des fonctions supérieures

Un des grands motifs d'hospitalisation de nos patients déments reste les troubles des fonctions supérieures puisqu'il représente 17% dans cette population contre 5,8% chez les patients non déments.

Il n'est pas utile de revenir sur la sémiologie de la maladie d'Alzheimer pour comprendre pourquoi ce symptôme peut être un mode de découverte de la maladie.

Une pathologie organique peut déclencher ou aggraver une confusion, une désorientation temporo-spatiale, un délire, un épisode d'agitation ou bien même d'agressivité. Aussi un simple épisode infectieux, une rétention aiguë d'urines sur globe vésical, une déshydratation, un accident vasculaire cérébral, un hématome cérébral faisant suite à des chutes itératives ou un infarctus du myocarde peuvent, chez la personne âgée et a fortiori démente, entraîner une symptomatologie trompeuse. Ayant dédouané, par un interrogatoire du patient et de la famille et un examen clinique rigoureux, avec l'aide du plateau technique, toute pathologie iatrogène, métabolique ou organique, le médecin hospitalier pourra alors attribuer les troubles des fonctions supérieures du patient à une démence et à son aggravation.

L'intérêt d'un diagnostic précoce est d'anticiper ces situations d'urgence. Ainsi de nombreuses hospitalisations pourraient être évitées. Il faut savoir suspecter une démence dès que des troubles mnésiques sont évoqués, prendre des informations auprès de la famille, des amis, des aidants, pour différencier les troubles liés à l'âge et des signes précoces de maladie d'Alzheimer **(75)**, et proposer une consultation ambulatoire en hôpital de jour gériatrique.

Un dément doit en effet trouver face à lui quelqu'un qui comprenne ses angoisses, soit capable de maîtriser son éventuelle agressivité et de filtrer ses demandes sans occulter les soins qu'imposent d'éventuelles pathologies organiques accompagnant la démence.

Selon Kopman et al.**(48)** il y a un retard de diagnostic de la part des personnes responsables et des médecins. La durée moyenne de diagnostic après les premiers symptômes varie de 3 à plus de 4 ans. 25% des patients ayant des troubles de la mémoire ne l'ont pas notifié dans leur dossier, 21% des familles refusent de reconnaître les problèmes, 53% des familles ne prennent pas rendez-vous avec un médecin. Il y a un laps de temps entre les premiers signes et la reconnaissance du trouble (1,72 ans) et un laps de temps entre la reconnaissance et la consultation (1,04 ans). Le retard à la consultation est expliqué par l'incertitude quant à la sévérité, la normalité pour l'âge, les difficultés à s'en sortir, l'agressivité, le refus du patient, le refus de la maladie. Souvent les troubles de la mémoire sont insuffisants pour motiver la consultation. C'est quand d'autres signes apparaissent que les gens consultent.

Sur les sujets déments admis pour troubles des fonctions supérieures seuls 4 (sur 17) proviennent d'institutions. Neuf ne reçoivent aucune aide.

Le diagnostic précoce permet de mettre en place plusieurs éléments préventifs et curatifs.

A/ Sur le plan de la prévention :

-un meilleur soutien à domicile du patient et de sa famille, avec le maintien d'une vie relationnelle et familiale qui sont autant de repères qui peuvent éviter ou atténuer l'isolement, l'enfermement, la désorientation ou même les troubles comportementaux du dément. Ceux-ci sont observés en hospitalisation alors que l'intervention d'un tiers (psychologue, médecin, infirmière…) aurait pu désamorcer bien avant une crise ou un conflit naissant. **(42)**

-l'élaboration dans chaque institution d'un projet thérapeutique global incluant le patient, mais aussi sa famille et l'équipe soignante qui en aura la responsabilité. Ceci pour éviter les épisodes de crise psycho-comportementale dont l'issue sera fatalement une admission en urgence à l'hôpital.

-sur le plan médical, en ce qui concerne le médecin traitant, l'éviction de substances médicamenteuses confusiogènes, la prise en charge du patient dans sa globalité, une formation médicale continue ainsi qu'une relation plus étroite avec les médecins gériatres et gérontologues hospitaliers devraient s'avérer fructueuses. Il doit rechercher les éléments qui peuvent aggraver le tableau démentiel, comme une affection somatique, les psychotropes, les sédatifs, les anticholinergiques, qui peuvent favoriser l'apparition d'épisodes confusionnels ou majorer les déficits cognitifs.

B/ Sur le plan curatif, la prise en charge des patients « Alzheimer » impose une coordination parfaite entre médecin généraliste et gériatre. La mission du premier étant de faire ou du moins d'évoquer la maladie, de juger de l'opportunité d'une hospitalisation et d'orienter si besoin le patient vers le service le mieux adapté à sa pathologie, ou de l'orienter vers des centres de dépistage et d'évaluation de la maladie.

VI/LES TESTS DE DEPISTAGE

Le MMS

Le MMS reste à ce jour un outil d'évaluation rapide (15 minutes), fiable, reconnu par tous et simple de réalisation tant par le médecin que par le patient. **(31, 64)**

Sur nos 124 patients déments la moyenne est de **17 sur 30**. Chez les patients non déments, parmi lesquels peuvent se trouver quelques MCI, elle est de **22,3**. La différence est statistiquement significative ($p < 0{,}0001$).

Une mesure simple de prévention et de détection des troubles cognitifs débutants chez la personne âgée, et à grande échelle, serait la réalisation d'un test de dépistage à toute personne de plus de 70 ans voir moins.

Le MMS constitue essentiellement une échelle permettant de juger de la sévérité et de l'évolution d'une maladie d'Alzheimer **(23)**. Il reste biaisé par les déficits sensoriels éventuels ainsi que par les différences de niveau culturel qui frappe encore notre pays.

Rappelons à ce sujet que certaines études tentent de corréler la prévalence de la maladie d'Alzheimer et le niveau socioculturel.**(82)** Le niveau d'éducation semble avoir une influence sur l'altération des fonctions cognitives et la démence. Cette association pourrait être due à un biais d'évaluation. En effet, la caractérisation de l'état cognitif d'un sujet dépend, entre autres, de tests psychométriques dont les réponses sont significativement influencées par le niveau d'éducation.

Plusieurs mécanismes peuvent cependant expliquer de telles associations :

-chez les sujets à niveau d'éducation élevé, bénéficiant potentiellement de plus grandes réserves neuronales, la perte neuronale due à la maladie d'Alzheimer s'exprimerait cliniquement plus tardivement ;

-inversement, le manque de stimulation intellectuelle chez nombre de patients à niveau bas d'éducation pourrait conduire à un risque de perte neuronale plus élevé et plus rapide, et à une maladie d'Alzheimer cliniquement plus précoce ;

-enfin, le niveau d'éducation étant corrélé au niveau socio-économique, il n'est pas exclu que des facteurs d'exposition liés à l'environnement, non encore caractérisés, soient retrouvés.

L'étude PAQUID montre l'incidence de la démence pour 1000 habitants et par an selon le niveau d'études:

Sans étude : 2,33
Primaire : 1,31
Secondaire : 0,87
Universitaire : 0,57

De plus, un niveau d'éducation élevé augmente les capacités à compenser le déficit et donc ne permet pas forcement un dépistage plus précoce.

Le test des cinq mots non pris en compte dans notre étude pourrait être utilisé par les médecins généralistes.
Il évalue la mémoire épisodique (ou contractuelle) permettant d'estimer les processus d'encodage, de récupération volontaire (rappel libre) et d'indiçage (rappel indicé) dans le cadre de la mémoire à court terme (rappel immédiat), les processus d'apprentissage, de consolidation, dans le cadre de la mémoire à long terme (rappel différé).
C'est un test facile à réaliser et rapide à faire au cabinet.
La corrélation entre tous ces tests aide à faire un diagnostic précoce plus fiable

ADL

L'échelle des activités de la vie quotidienne mesure le niveau de dépendance d'un patient. Il met en évidence des retentissements fonctionnels de la détérioration cognitive à une phase pré-clinique, soit environ 3 à 5 ans avant le diagnostic. Lorsque 3 activités sont altérées, environ 10% des patients sont déjà porteurs d'une démence installée et 7% seront déments dans l'année suivante. Lorsque toutes les activités sont altérées, un peu plus d'un tiers des patients sont déjà déments et 30% le seront dans l'année.

Nos résultats confirment la grande perte d'autonomie de nos patients déments puisque la moyenne des tests réalisés est de **3,6 sur 6** , ce qui correspond à une altération modérée à sévère. Pour les non déments elle est de 4,15. La différence n'est pas significative (p=0,09).

Ces chiffres sont à comparer aux aides extérieures mise à la disposition du patient qui restent très faibles.

Il y a significativement une différence des ADL entre les patients au domicile, seuls (p<0,0001) ou avec quelqu'un (p de 0,0003 à 0,0078), et ceux en maison de retraite et entre les patients en foyer logement et ceux en maison de retraite (p=0,04).

Le sujet, conscient de ses difficultés cognitives débutantes, réduit les activités qui imposent le bon fonctionnement des processus contrôlés élaborés et en particulier ceux qui exigent le plus d'initiative, d'anticipation et de planification.

Il est intéressant de voir que dans la population démente le taux de patients incontinents s'élève à **51% pour l'incontinence urinaire** et à 35% pour l'incontinence fécale. Il y a significativement plus d'incontinents urinaires chez les patients déments (p=0,014) mais il n'y a pas de différence significative pour l'incontinence fécale (p=0,17). Ces problèmes sont importants à prendre en considération car ils interfèrent dans la vie quotidienne du patient et de son entourage. Le patient se sent dévalorisé, l'entourage est parfois gêné voir écœuré par l'aide qu'il doit fournir et cette situation peut entraîner des problèmes relationnels entre patient et entourage. Il semble nécessaire de faire intervenir des aides extérieures afin que le patient se sente moins amoindri face à ses proches qui pourraient lui en faire le reproche. Toutes les 2 à 3 heures, il faut accompagner le patient aux toilettes, pour l'inciter et le stimuler dans cette fonction. On peut ainsi retarder la mise des changes et la perte totale d'autonomie sphinctérienne. De plus, chez des patients en perte d'autonomie, il faut prévenir le risque d'escarres accentué par la macération de l'urine et des selles. 20% des déments ont un indice de Norton inférieur à 14. Une formation des soignants est nécessaire sur ce risque, sa prévention, son traitement. Cependant on ne retrouve pas de différence significative d'indice de Norton entre les déments et les non déments (p=0,35).

Un diagnostic précoce, une attention particulière du médecin et de la famille sur les besoins du patient en matière d'aide au quotidien semblent indispensables pour le bien être physique et moral des patients, leur maintien à domicile, la gestion des problèmes au jour le jour afin d'éviter les situations de crise.

Etat nutritionnel

Au premier stade de la maladie, une perte de poids est souvent observée **(, 85)**, accompagnée d'une baisse de l'albuminémie. Ces données sont fondamentales dans la mesure ou une surveillance du poids régulière chez les personnes âgées, un dosage de l'albuminémie par le médecin traitant, la réalisation d'un MNA, sont autant de mesures qui pourraient alerter le médecin, l'entourage, les aides éventuelles sur le risque d'une dénutrition sans attendre les complications infectieuses, cutanées…**(51, 54)** N'oublions pas qu'il existe chez la personne âgée, et à fortiori chez la personne démente, une tendance à l'anorexie sans doute attribuable à une diminution des informations transmises au cortex, et accentuée par certains facteurs psychiques et émotionnels. **(9, 56)**

Nos patients déments ont en moyenne :
- un poids de 58,5 kg +/-13,7
- une albuminémie à 32,3 g/l +/-6
- un MNA à 17,3 +/-5
- un indice de Norton inférieur à 14 dans 20% des cas
- des apports alimentaires diminués dans 35% des cas

Il y a une différence significative de MNA entre déments et non déments (p=0,0056). Pour les autres valeurs on ne retrouve pas de différence significative.

Des mesures efficaces de dépistage de l'état nutritionnel pourraient être mises en place au domicile des patients.

De plus il faut se pencher sur les aides à mettre en place à domicile afin de prévenir le risque de dénutrition. Il existe des repas préparés et livrés par la mairie dont il faut informer les familles. Le médecin traitant peut prescrire des compléments alimentaires chez ces patients âgés, déments parfois dépressifs cumulant autant de facteurs d'anorexie. Il doit savoir poser l'indication d'une prothèse dentaire et orienter vers le spécialiste, proposer des aide-ménagères pour l'aide aux repas : préparation, aide à l'alimentation, mais aussi pour les courses.

Les patients, déments ou non, vivants seuls sans aides ont un MNA à 18,6 en moyenne, ceux recevant des aides de la famille ou d'amis ont un MNA à 16,35 et ceux recevant des aides extérieures ont un MNA à 18,6 également. Parmi les patients ayant des apports diminués, 2/3 sont déments, 1/3 vivent seuls, 1/3 n'ont aucune aide.

Il n'y a pas de différence significative des MNA entre les patients selon leur mode de vie, ni selon la façon dont ils sont entourés.

VII/DEVENIR A LA SORTIE DE L'HOPITAL

Comparons nos données à celles d'études à Toulouse, Versailles et Mulhouse.
Tableau n°12 :

	Toulouse	Versailles	Mulhouse	Ivry	Ivry (déments)
Retour lieu de vie initial	68,7%	63%	62%	63%	67%
Changement de lieu de vie	14,4%	17%	7,5%	29,5%	26,4%
Décès	9,3%	7%	10%	7,3%	6,6%
Autres	7,6%	13%	20,5%		

Nos données sont comparables pour ce qui est du retour au lieu de vie initial. Près de 2/3 des patients regagnent leur lieu de vie dont 36% avec des aides et 27% sans aides.

En revanche notre étude relève plus de changement de lieu de vie. La catégorie « autres » comporte certainement des inconnues sur le devenir à long terme et le suivi des patients aurait peut être montré un taux de changement comparable au notre.

Le passage en structure hospitalière est l'occasion pour 29,5% des patients d'être placés en institution et pour 26,4% des déments. 32% des déments repartiront chez eux sans aides, 35% avec des aides. Preuve que l'hôpital joue un rôle « social » facilitant les démarches administratives souvent lourdes à gérer pour les familles.

Il y a une différence significative des ADL entre les patients décédés et ceux transférés en long séjour ($p=0,0043$), en maison de retraite ($p=0,0007$), retournés à domicile, avec ou sans aides ($p<0,0001$), entre les patients transférés en maison de retraite et ceux retournés au domicile, avec ou sans aides ($p=0,002$), entre les patients transférés en long séjour et ceux retournés au domicile, avec ou sans aides ($p=0,02$).

Il y a une différence significative des MMS entre les patients décédés et ceux retournés à domicile avec (p=0,06) ou sans aides (p=0,03), entre les patients transférés en long séjour et ceux retournés au domicile avec (p=0,03) ou sans aides (p=0,01).

Il n'y a pas de différence significative du devenir des patients selon le diagnostic principal (démence et/ou pathologie cardio vasculaire).

Les résultats des ADL et MMS ont influé sur le changement de lieu de vie.

VIII/PATHOLOGIES CARDIO-VASCULAIRES

L'hypertension et l'hypercholestérolémie seraient deux facteurs de risque impliqués dans le développement de la maladie d'Alzheimer. Une personne qui aurait, en plus de ces deux risques, une prédisposition génétique serait huit fois plus susceptible de souffrir de cette maladie. Kivipelto de l'université de Kuopio (Finlande) a annoncé ces résultats au cours de la 8ème conférence sur la maladie d'Alzheimer (Stockholm, Suède), estime que l'hypertension et l'hypercholestérolémie sont des facteurs aussi importants que la prédisposition génétique dans la maladie d'Alzheimer. (47)

Si rien ne peut être fait pour modifier le risque génétique, l'hypertension et l'hypercholestérolémie peuvent être contrôlées notamment par des médicaments. Kivipelto et son équipe ont suivi 1449 adultes dont 72% étaient âgés de 65 à 79 ans. La prédisposition doublerait le risque d'Alzheimer, associée à une tension élevée le risque est cinq fois plus important et si une personne cumule le gène incriminé, l'hypertension et l'hypercholestérolémie, ce risque est multiplié par huit par rapport aux personnes qui n'ont pas de prédisposition génétique.

L'hypertension artérielle (HTA) :

De plus en plus d'arguments sont en faveur du rôle de l'hypertension artérielle (HTA). Elle augmenterait le risque de démence notamment de démence vasculaire mais aussi de maladie d'Alzheimer. Il existerait une relation entre HTA et lésions neuro-pathologiques et une relation entre HTA et déclin cognitif. Czyzewski et al. retrouvent une HTA associée à la démence vasculaire dans 51,3% des cas et une HTA associée à la maladie d'Azheimer dans 30,3% des cas. Dans notre étude sur 88 patients Alzheimer 51 ont une HTA soient **58%**. Cependant il n'y a pas de différence significative entre déments et non déments (p=0,9).

De plus plusieurs études tendent à prouver que le traitement anti-hypertenseur et notamment les inhibiteurs calciques auraient un effet préventif sur les démences. Dans notre étude seuls 12 patients déments hypertendus sont traités par inhibiteurs calciques. **(22,25,35,37,47,59,69,72,74,78,92)**

Le cholestérol :

Le taux moyen de cholestérol chez les déments est de 4,9 mmol/l soit un peu plus élevé que chez les non déments qui en ont en moyenne 4,63 mmol/l. La différence n'est pas significative (p=0,31).

Le diabète :

Il n'y a pas de différence significative de la présence ou non de diabète entre les déments et les non déments (p=0,07). Plusieurs études montrent des résultats contradictoires. Peut-être parce que les diabétiques sont mieux pris en charge en ce qui concerne leur risques vasculaires.

IX/TROUBLES COMPORTEMENTAUX ET PSYCHIQUES

Il y a significativement plus de trouble du comportement chez les patients déments par rapport aux non déments (34% vs 12% p= 0,007) mais pas plus de troubles de l'humeur (p=0,58). On retrouve donc plus de troubles du comportement chez les déments ce qui était prévisible vue les aspects cliniques de la maladie

Ils peuvent être secondaires aux lésions cérébrales, ou traduire la réaction psycho-affective du sujet face à ses difficultés. Il est important de comprendre le mécanisme de ces troubles, car le recours systématique aux psychotropes n'est pas toujours la solution.

Les troubles psycho-comportementaux peuvent être au devant de la scène et « masquer » le diagnostic en orientant vers une pathologie psychiatrique. Ainsi des traitements mis en place peuvent retarder le diagnostic de démence et entraîner des effets secondaires.

Lorsque le diagnostic de démence est posé il faut prendre en compte ces troubles et les traiter car le patient et la famille en tireront bénéfice **(58, 40)**. Il faut aider la famille à comprendre ces troubles et à les accepter.

Les psychotropes seront à utiliser avec précaution et pour une durée limitée si nécessaire. Le problème est qu'ils n'ont pas fait l'objet d'évaluation spécifique dans cette indication à l'exception, aujourd'hui, de deux antipsychotiques, le tiapride (doses inférieures à 300 mg/j) et la risperdone (dose inférieure à 2 mg/j) dans l'agitation et l'agressivité. Le souci de la sécurité d'emploi dans tous les cas reste primordial (pharmacovigilance). Dans la maladie d'Alzheimer, beaucoup de comportements agressifs sont dus à ce que le malade ne peut se faire comprendre et ne peut comprendre ce qu'on veut de lui, d'où une peur, cause majeure d'agressivité et d'agitation. Dans ces cas, le traitement comportemental est très efficace, alors que les sédatifs altèrent le comportement et les neuroleptiques (anticholinestérasiques) aggravent la symptomatologie démentielle (y compris ceux de la nouvelle génération).

Ce que peut faire l'entourage

Les réactions traduisant l'auto-dépréciation doivent faire veiller au respect du réinvestissement narcissique du sujet, et éviter les mises en échec.

Les troubles du comportements de nature délirante, dus aux déficits cognitifs eux-même, sont parfois difficiles à accepter par l'entourage, étant source d'angoisse ou douloureux. Mais ils peuvent être accessibles à l'adaptation du comportement de l'entourage en favorisant le dialogue, l'explication, en essayant de ne pas de contredire le patient face à une idée délirante, en détournant son attention.

Psychothérapie

Elle n'est possible qu'à un stade léger de la maladie, lorsque les fonctions cognitives ne sont pas trop perturbées, si le désir de coopérer est réel, et si l'entourage accompagne la démarche. Les psychothérapies comportementales sont basées sur la présomption que les idées dépressives sont liées à des attitudes négatives du patient vis-à-vis de lui-même, de ce qu'il ressent et de son avenir. Leur objectif est d'apprendre à diminuer les généralisations et les réactions de catastrophes devant les échecs. Elles sont particulièrement adaptées car elles sont de durée brève et le thérapeute peut jouer un rôle actif. Elles sont orientées vers les problèmes courants et les issues pratiques, elles soulignent le renforcement ou le ré apprentissage des habiletés à résoudre les problèmes élémentaires et utilisent des techniques multimodales pour renforcer les processus d'apprentissage. Les psychothérapies d'inspiration analytique demandent une adaptation de la technique du fait des troubles de mémoire et de l'état de frustration dans lequel se trouve le sujet du fait de ses déficits. Leur objectif est le réaménagement des positions relationnelles, l'utilisation non persécutoire des symptômes, le changement de regard vis-à-vis des symptômes, le réinvestissement de la parole et de la pensée, la renarcissisation et le retour à des aménagements fonctionnels mentaux efficaces. Elles ne doivent jamais être des alternatives au traitement symptomatique. Elles peuvent aider dans les formes légères ou très légères.

X/TOMODENSITOMETRIE

La tomodensitométrie apporte peu de renseignement dans le diagnostic positif de la maladie d'Alzheimer (Wolf, oksengard). Il n'y a pas de signe spécifique scannographique permettant de faire un diagnostic précoce et des études plus importantes et plus longues seraient nécessaires pour en établir. En revanche il est indispensable pour le diagnostic différentiel (Petrella). En effet il permet d'éliminer un processus expansif, un accident vasculaire ischémique ou hémorragique, une hydrocéphalie à pression normale, un hématome intracérébral.

Dans notre étude il est quand même intéressant de remarquer que 63% des déments ont une atrophie cortico-sous-corticale, alors que 36,5% des non déments présentent ces mêmes images. **(67,90)**

XI/DUREE D'HOSPITALISATION

La durée d'hospitalisation est de 30,6 (+/-38 ,6) chez les déments contre 25,4 (+/-16,5) chez les non déments. Avec un p=0,36, cette différence n'est pas significative.

Chez les déments la durée d'hospitalisation est légèrement supérieure car il est plus difficile d'organiser le retour à domicile, voir un placement. Le diagnostic précoce peut permettre de diminuer le nombre d'hospitalisations mais aussi la durée moyenne de séjour.

XI/TRAITEMENTS

Peu de patients sont traités à la sortie de l'hôpital. Seuls 33 patients bénéficient d'un traitement anticholinestérasique. Ceci s'explique par plusieurs raisons : le décès de patients (8), une démence trop évoluée pour certains (24 avec un MMS <ou= 10), un refus du patient ou de sa famille, des effets secondaires ayant fait suspendre le traitement, des contre-indications.

De plus, beaucoup de patients ont été suivis en consultation par la suite et un traitement a pu être initié secondairement, l'hospitalisation étant trop brève pour démarrer le traitement.

Pour l'instant les produits ayant obtenu l'AMM sont les anticholinestérasiques (inhibiteurs de l'enzyme de dégradation de l'Acétylcholine du cerveau : I-AChE

Les anticholinestérasiques doivent être prescrits dès que le diagnostic de MA est porté et que la sévérité (jugée par exemple sur le MMS) est légère ou modérée. Aucun argument ne justifie un arrêt du traitement en cours voire le changement d'un médicament à l'autre. Ces médicaments améliorent les signes de la maladie d'Alzheimer, les activités quotidiennes et retardent la mise en institution de quelques mois.

Les cas dépistés tardivement (MMS< 10) font l'objet d'essais cliniques particuliers. Il en est de même du Mild Cognitiv Impairment **(1,2,10,27, 61,76,89)**

XII/PROBLEME ETHIQUE

Quand on parle de diagnostic précoce on peut être amené à évoquer un diagnostic au stade pré clinique soit avant toute manifestation de la maladie. Se pose alors le problème éthique de savoir s'il est bon ou pas de dire le diagnostic au patient et à sa famille.

Les intérêts d'un diagnostic précoce sont évidents en ce qui concerne la prise en charge psychosociale du patient, l'éducation de sa famille, sa préparation pour l'évolution de la maladie…De plus devant des troubles du comportement, une agressivité, une diminution des affects, une dépression, la famille peut être désemparée et trouver un soulagement à l'annonce d'un diagnostic précis.

Pourtant quand le diagnostic est incertain il est difficile à évoquer. Les troubles cognitifs peuvent ne pas évoluer et le patient et sa famille vivront dans l'inquiétude non justifiée. Le patient peut ressentir de la peur pour son avenir, un sentiment d'incurabilité, se replier sur lui-même, s'isoler, devenir dépressif. **(20)**

La question du diagnostic précoce s'est étendue du fait du développement des centres spécialisés et des cliniques de mémoire. Il est courant de voir des patients chez lesquels nous pouvons porter le diagnostic de maladie d'Alzheimer bien avant le stade de démence, à un stade où les manifestations cognitives et comportementales n'ont pas ou peu de retentissement sur l'autonomie. À ce stade, les lésions cérébrales se traduisent en clinique, dans un premier temps, par des déficits neuropsychologiques qui ne remplissent pas les critères de démence. Soit parce que le déficit ne porte que sur une seule fonction (mémoire, langage, …), soit parce que les déficits, bien que multiples, ne retentissent pas de façon " significative " sur la vie quotidienne.

C'est pour ces patients que se pose cette question : est-il éthique de porter le diagnostic d'une maladie dégénérative de pronostic sévère, à un stade où celui-ci est encore incertain et où le patient est relativement peu gêné ?

Il ne saurait exister de réponse tranchée. Néanmoins, que ce soit à ce stade très précoce ou à un stade plus tardif, un certain nombre d'arguments plaident en faveur du dépistage et du diagnostic.

Dans l'immédiat, le plus important est d'informer le patient et sa famille du caractère organique des troubles et de leur possible évolution. Pour le patient, c'est lui permettre d'éviter les examens et les traitements inutiles qui sont souvent délétères, de prévenir les réactions anxieuses et dépressives fréquentes face à ces modifications cognitives et psychologiques qu'il ne comprend pas, lui permettre surtout de bénéficier d'une prise en charge active sous forme de soutien psychologique, d'aide sur le plan cognitif dans le but de gérer les difficultés et de préserver des activités dans les secteurs non encore atteints.

Pour le conjoint et l'entourage, l'annonce du diagnostic doit permettre d'éviter l'installation d'un dysfonctionnement familial lié, le plus souvent, à l'incompréhension de la situation, surtout face aux modifications comportementales comme le désintérêt ou l'apathie vécues comme une perte d'amour. Cette compréhension de la maladie permet de mettre en place très rapidement des mesures préventives et d'aide à l'organisation de la vie quotidienne.

L'intérêt d'un diagnostic précoce, s'il est primordial pour le patient et sa famille, nous paraît tout aussi important pour la société. En effet, on peut espérer, par une prise en charge précoce, retarder la perte d'autonomie et l'institutionnalisation. Le diagnostic précoce a aussi un intérêt économique, en prévenant les hospitalisations souvent prolongées, pour altération de l'état général, bilan de troubles cognitifs, chutes à répétition... Dans nos sociétés, la maladie d'Alzheimer représente la première cause de dépendance, bien avant les pathologies traumatiques. Dans les dix ans à venir, les différentes projections démographiques prévoient 500 000 patients atteints de maladie d'Alzheimer en France. On sait aussi, par des calculs épidémiologiques, que si l'on retarde d'un an l'âge moyen où débute la maladie clinique, on diminue de 35 000 le nombre de nouveaux cas.

Intérêt aussi pour la recherche clinique. Il est nécessaire, pour tous les patients actuels mais surtout à venir, de mettre au point les outils que seront les nouvelles molécules potentiellement actives sur les lésions spécifiques de la maladie d'Alzheimer. On peut aisément comprendre que l'évaluation de ces nouvelles substances devra être faite très tôt dans l'histoire de la maladie.

Comment peut-on améliorer la prise en charge précoce en corollaire d'un diagnostic   précoce?

Le diagnostic de la maladie d'Alzheimer demeure essentiellement clinique, et s'il semble difficile au stade de la démence, il est évident que cette difficulté est encore plus grande à la phase pré-démentielle, notamment pour distinguer les troubles liés à l'affection cérébrale de ceux qui ne sont que la conséquence des modifications cognitives associées au vieillissement physiologique.

Actuellement, on distingue trois groupes de sujets : ceux présentant un déclin lié à l'âge physiologique et sans risque particulier d'évoluer vers une démence, les sujets déments et les sujets intermédiaires, porteurs d'un déclin cognitif léger ("mild cognitive impairment" - MCI) mais pathologique, donc à risque d'évolution vers une démence dans les années qui suivent.

Deux notions sont importantes : les causes du MCI sont les mêmes que celles des démences. Le MCI traduit donc, dans la plupart des cas, une affection cérébrale qui va évoluer vers un syndrome démentiel. Toutefois, un certain nombre de ces sujets ne semblent pas évoluer vers la démence, du moins dans le délai des études existantes (de 3-4 ans à 7 ans). On ne sait pas si ces sujets, qui paraissent ne pas évoluer, représentent une fraction marginale de sujets " normaux ", de sujets qui évolueront vers la démence dans un délai plus lointain, ou porteurs d'un processus pathologique non évolutif ou stabilisé. L'accord est néanmoins assez général sur la nécessité d'isoler cette catégorie de MCI et d'installer un suivi régulier de ces sujets.

Dans le but d'améliorer cette précocité de diagnostic, un certain nombre d'actions peuvent être mises en place. Trois d'entre-elles paraissent à ce jour primordiales :

Prendre au sérieux la plainte mnésique, et, cela dès l'âge de 50 ans.

Être vigilant devant un syndrome dépressif de la personne âgée.

Rechercher et identifier les facteurs de risque et les causes de la maladie d'Alzheimer

C'est par leur identification que nous progresserons dans le dépistage vrai, et, potentiellement, à court ou long terme, dans la prévention de cette maladie.

Il faut donc insister sur le rôle déterminant du médecin généraliste dans l'aide au dépistage de cette maladie. Mais aussi sur l'importance des structures spécialisées pour le diagnostic et la prise en charge de ces patients, la mise en œuvre d'études cliniques, épidémiologiques et thérapeutiques. **(24,26,55,81)**

CONCLUSION

Par le nombre de malades atteints, par la nature même des symptômes et par la gravité de l'évolution, la maladie d'Alzheimer est un défi auquel le monde médical se doit d'apporter des réponses efficaces et respectueuses de la dignité des malades.

Plusieurs études ayant montré que la démence était sous diagnostiquée, nous avons voulu tout d'abord étudier la fréquence des démences non diagnostiquées chez les 180 premiers patients hospitalisés dans un service de court séjour gériatrique. Dans un deuxième temps, nous avons comparé la population de déments à la population de non déments pour mettre en valeur des différences au niveau des troubles des fonctions supérieures, de l'autonomie et du mode de vie.

180 patients ont été inclus dont 71% de femmes avec une moyenne d'âge de 85 ans +/-7. 70% ont été diagnostiqués comme déments dont 44,4% étaient connus à l'entrée. Ainsi **55.6%** des démences n'étaient pas diagnostiqués. 49% avaient des critères de maladie d'Alzheimer.

Les déments se différencient significativement de la population générale par la moyenne des MMS ($p < 0.0001$), des MNA, par la fréquence des troubles de la marche, des troubles du comportement et de l'incontinence urinaire. En revanche il n'y a pas de différence significative en ce qui concerne l'ADL, le lieu de vie, les aides éventuelles, le taux de chutes, les troubles de l'humeur, la durée de séjour et le changement de lieu de vie

94% des patients avaient un médecin traitant sans différence significative entre déments et non déments. Les médecins généralistes sont en première ligne pour établir un diagnostic précoce des démences. ils sont souvent les premiers voir les seuls intervenants médicaux auprès de la personne âgée. Il faudrait améliorer leur sensibilité face aux démences, ainsi que leur connaissance des tests de dépistage, afin de les amener à évoquer la maladie et à orienter les patients vers les centres compétents.

BIBLIOGRAPHIE

1 ALLAIN H, BENTUE-FERRER D. Le futur thérapeutique dans la maladie d'Alzheimer.
In : les nouveaux défis de la maladie d'Alzheimer. *Interligne/Médigone* 2002

2 ALLAIN H, TRIBUT O, REYMANN JM, POLARD E, BENTUE-FERRER D Perspectives médicamenteuses dans la maladie d'Alzheimer. *Ann Med Interne* (Paris). 2001 Dec;152(8):527-32.

3 AMADUCCI L, LIPPA. The epidemiology of dementia, Alzheimer's disease and Parkinson's disease. *Handbook of neuropsychology*, 1991,1:3-13.

4 AMOUYEL P. Epidémiologie et facteurs de risque. *La revue du praticien* 1998, 48:1879-1883

5 ANKRI J, COLVEZ A, BOCQUET H. Evaluation des structures de prise en charge des déments séniles. *Gérontologie et société*, 1995, 72 : 68-69.

6 ARCAND M,HEBERT R. Les démences. *Précis pratique de gériatrie*, Edisem 1991 :135-138.

7 ARONSO MK, OOI WL, MORGENSTERN H et al. Women myocardial infaction and dementia in the very old. *Neurology*. 1990; 40: 1102-1106.

8 BASSANT MH, BESSON JM, CALVINO B et al. De la neurophysiologie à la maladie d'Alzheimer. Marseille : *Solal*, 1997.

9 BAUM B-J, COWART B-J, WEIFFENBACH J-M. Taste intensity perception in aging. *Journal of gerontology*, 1986,41:460-468.

10 BENTUE-FERRER D, MICHEL BF, REYMANN JM, ALLAIN H. Les médicaments face à la maladie d'Alzheimer. *Revue de Gériatrie* 2001 ; 26 : 511 ? 522

11 BERR C. Facteurs de risque des démences séniles. *La revue du praticien,* 1995,9,322 :11-16.

12 BEYREUTHER K, MASTERS CL. The ins and outs of amyloid-béta. *Nature* 1997; 389 : 677-678.

13 BLANCHARD F, BOCQUET P, ENNUYER B, KARIGER E, JOLLY D. Facteurs de risque de décès à 6 mois des plus de 75 ans admis aux urgences. *Revue d'épidémiologie et de santé publique*, 1995 :37.

14 BOISE L, CAMICIOLI R, MORGAN DL, ROSE JH, CONGLETON L. Diagnosing dementia : perspectives of primary care physicians. *Gerontologist* 1999 Aug;39(4):457-64.

15 BOURDERON D, GIRARDOT F, GROSSHANS C, PETER B. L'admission des personnes âgées aux urgences médicales d'un hôpital général. *La revue de gériatrie*, 1996, 21, 2 : 97-106.

16 CALLAHAN CM, HENDRIE HC, TIERNEY WM. Documentation and evaluation of cognitive impairment in elderly primary care patients. *Ann Intern Med* 1995; 122: 422-429.

17 CARISSIMO O, ETIENNE E, FOURNIER P, LEMAIRE M. Dépendance des personnes âgées. *La revue du praticien*, 1997, 11, 403 : 16-29.

18 CASH H-R, DOWNS TD, GRATZ RC, KATZ S. Progress in the development of the index of ADL. *Gerontologist*, 1970, 1, 51: 23-30.

19 CHEN P, RATCLIFF G, BELLE SH, CAULEY JA, DEKOSKY ST, GANGULI M.

Patterns of cognitive decline in presymptomatic Alzheimer disease: a prospective community study. *Arch Gen Psychiatry*. 2001 Sept; 58(9): 859-60

20 CODY M, BECK C, SHUE VM, POPE S. Reported practices of primary care physicians in the diagnosis and management of dementia. *Aging Ment health* 2002 Feb;6(1):72-6.

21 COLLEN MF. Vicissitudes of preventive medicine : a new challenge. *Methods inf Med* 2002;41(3):224-9.

22 CZYZEWSKI K, PFEFFER A, WASIAK B, LUCZYWEK E, GOLEBIOWSKI M, STYCZYNSKA M, BARCIKOWSKA M. Vascular risk factors in demented elderly: analysis of Alzheimer Clinic materials. *Neurol Neurochir Pol* 2001 Mar-Apr;35(3):405-13

23 DENIS P, VERNIER L. À propos des échelles d'évaluation des démences. *La revue de gériatrie*, 1991,16, 6 : 259-270.

24 DEROUESNE C. Maladie d'Alzheimer. Bordeaux, *L'Esprit du temps*, 1994 : 182 p

25 DI CARLO A, BALDERESCHI M, AMADUCCI L, MAGGI S, GRIGOLETTE F, SCARLATO G, INZITARI D. Cognitive impairment without dementia in older people. *JAGS* 2000 48:775-782,

26 EBLY EM, HOGAN DB, PARHAD IM. Cognitive impairment in the non demented elderly. *Arch Neurol*, 1995 ; 52 : 20-30.

27 ESLER W, WOLFE M. A portrait of Alzheimer secretases ? New features and familiar face. *Sciences* 2001 ; 293 : 1449 - 1454

28 FETEANU D, SEBAG-DELANOE R. Formules de prises en charge des patients atteints de la maladie d'Alzheimer. *La revue du praticien*, 1995, 9, 322 : 50-52.

29 FETEANU D, SEBAG-DELANOE R. Prise en charge institutionnelle des patients atteints de la maladie d'Alzheimer. *La revue du praticien*, 1995, 9, 322 : 50-52.

30 FETEANU D, SEBAG-DELANOE R. Quand évoquer une maladie d'Alzheimer ? *La revue du praticien*, 1995, 9, 322 : 25-32.

31 FOLTEIN M-F, FOLSTEIN S-E. Mini-mental state: a practical method for grading the cognitive state of patients for the clinician. *Psychiatric research journal*, 1975, 12: 189-198.

32 FORBES KE, VENNERI A, SHANKS MF. Distrinct patterns of spontaneous speech deterioration: an early predictor of Alzheimer's disease. *Brain Cogn* 2002 Mar-Apr;48(2-3):356-61.

33 FORETTE F, BECKER H. La maladie d'Alzheimer : un fléau mondial aussi important que le cancer. *Neurologies*. Oct 2000, spécial ADRD 2000 – Washington

34 FORETTE F, SEUX M-l, RIGAUD A-S, DESSI F, PEROL M-B, Le DIVENAH A, BOUCHACOURT P. Aspect thérapeutiques dans la maladie d'Alzheimer. *La Lettre du Neurologue* - Hors série - avril 1999.

35 FORETTE F, SEUX ML, STAESSEN JA, THIJS L, BABARSKIENE MR, BABEANU S, BOSSINI A, FAGARD R, GIL-EXTREMERA B, LAKS T, KOBALAVA Z, SARTI C, TUOMILEHTO J, VANANHEN H, WEBSTER J, YODFAT Y, BIRKENHAGER WH; Systolic Hypertension in Europe Investigators. The prevention of dementia with antihypertensive treatment: new evidence from the Systolic Hypertension in Europe (Syst-Eur) study. *Arch Intern Med*. 2003 Jan 27;163(2):241.

36 FORETTE B, WOOLMARK Y. Epidémiologie de la démence sénile. *Perspectives psychiatriques,* 1984, I, n°95 : 12-16.

37 FRISHMAN WH. Are antihypertensive agents protective against dementia? A review of clinical and preclinical data. *Heart Dis* 2002 Nov-Dec;4(6):380-6

38 GAMBARELLI D, GASTAUT J-L, MICHEL B. Démences dégénératives.*Neurogériatrie*, éditions Solal, 1992 : 143-147.

39 GELDMACHER DS. Cost-effective recognition and diagnosis of dementia. *Semin Neurol* 2002 Mar;22(1):63-70.

40 GOLDBERG RJ. Management of behavioral complications of dementia. *Med Health* RI 2002 sept;85(9):281-5.

41 GUELFI J-D. Mini DSM IV- Critères diagnostiques. *American psychiatric association. Masson 1996*

42 GUILLET P. Prise en charge à domicile des patients atteints de maladie d'Alzheimer. *La revue du praticien*, 1995, 9, 322 : 55-57.

43 HARDY J. Amyloid, the presenilins and Alzheimer's disease. *TINS* 1997; 20 : 154-159

44 HAUW JJ, DUBOIS B, VERNY M, DUYCKAERTS CH. La maladie d'Alzheimer. *Editions John Libbey Eurotext* - collection pathologie science formation. 1997. 162 pages.

45 JICK H, ZORNBERG GL, JICK SS, SESHADRI S, DRACHMAN DA. Statins and the risk of dementia. *Lancet* 2000 Nov 11;356(9242):1627-31

46JORM AF, CHRISTENSEN H, KORTEN AE, JACOMB PA, HENDERSON AS.
Memory complaints as a precursor of memory impairment in older people. *Psychol Med* 2001 April; 31(3): 441-9

47 KIVIPELTO M, LAAKSO MP, TUOMILEHTO J, NISSINEN A, SOININEN H.
Hypertension and hypercholesterolaemia as risk factors for Alzheimer's disease: potential for pharmacological intervention. *CNS Drugs* 2002;16(7):435-44

48 KOPMAN D, DONOHUE J, GUTTERMAN E. Patterns of care in the early stages of Alzheimer's disease. *The American geriatrics society*, 2000, 48: 300-304.

49 LACOMBLEZ L. Stratégies des traitements médicamenteux de la maladie d'Alzheimer. *La revue du Praticien* 1998, 48 : 1913-1917

50 LAGAAY AM, VAN DER MEIJ J, HIJMANS W. Validation of medical history taking as part of a population based survey in subjects aged 85 and over. *BMJ*, 1992; 304: 1091-1092.

51 LEFEBVRE-CHAPIRO S, LEGRAIN S, SEBAG-LANOE R. Les soins palliatifs se développent chez les patients atteints de la maladie d'Alzheimer évoluée. *La revue du praticien*, 1997, 12, 406 : 18-20.

52 LEGER J-M, PAULIN S . La prévalence de la dépression augmente considérablement après 65 ans. *La revue du praticien*, 1997, 12, 405 : 13-16.

53 LEVY M. La population en France en 1992. *Populations et sociétés*, 1993, 278 : 1-4.

54 LION S, WOERTH F. L'escarre. *La revue du praticien*, 1997, 11, 403: 46.

55 McKHANN G, DRACHMAN D, FOLSTEIN M et al. Clinical diagnosis of Alzheimer's disease. *Neurology*, 1984, 34 : 939-44.

56 MARTIN J-P. Anorexie du sujet âgé. *La revue du praticien*, 1997, 11, 403 : 33-36.

57 MATTSON MP. Mother's legacy: mitochondrial DNA mutations and Alzheimer's disease. *TINS* 1997; 20 : 373-375.

58 MORETTI R, TORRE P, ANTONELLO RM, CAZZATO G, BAVA A. Depression and Alzheimer's disease: symptom or comorbidity? *Am J Alzheimer Dis Other Demen* 2002 Nov-Dec17(6):338-44

59 MORRIS MC, SCHERR PA, HEBERT LE, GLYNN RJ, BENNETT DA, EVANS DA. Association of incident Alzheimer disease and blood pressure measured from 13 years before to 2 years after diagnosis in a large community study. Arch Neurol *2001 Oct;58(10):1640-6*

60 MOULIAS S, NOURHASHEMI F, ALLAIN H, OUSSET PJ, CORTE G, VELLAS B. Perspectives thérapeutiques dans la maladie d'Alzheimer. *L'année gérontologique* 2000; 297-312.

61 NAGARAJA D, JAYASHREE S. Randomized study of the dopamine receptor agonist piribedil in the treatment of mild cognitive impairment. *Am J Psychiatry* 2001 ; 158 : 1517-1519

62 O'CONNOR DW, POLLIT PA , HYDE JB, BROOK CPB, REISS BB, ROTH M .
Do general practitioners miss dementia in elderly patients ? *BMJ* 1988; 297: 1107-1110.

63 OLAFSDOTTIR M, FOLDEVI M, MARCUSSON J. Dementia in primary care : why the low detection rate ? *Scand J Prim Health care* 2001 Sep;19(3):194-8.

64 OURABAH R. Normes, Echelles et Tests en clinique. *Guide pratique-Protocole, Editions Beaufour,* 1997 : 38-46.

65 PAGANINI-HILL A, HENDERSON VW. Estrogen remplacement therapy and risk of Alzheimer disease. *Arch Intern Med.* 1996; 156: 2213-2217.

66 PETIT H. Convergences d'un groupe pluridisciplinaire d'experts français sur les modalités du diagnostic et du traitement médicamenteux de la maladie d'Alzheimer au stade démentiel. *La revue Neurologique* (Paris) 1998; 154 : 432-438

67 PETRELLA JR, COLEMAN RE, DORAISWAMY PM. Neuroimaging and early diagnosis of Alzheimer disease: a look to the future. *Radiology* 2003 Feb;226(2):315-36

68 POIRIER J. Apolipoprotein E and cholesterol metabolism in the pathogenesis and treatment of Alzheimer's disease. *Trends Mol Med* 2003 Mar;9(3):94-101

69 POSNER HB, TANG MX, LUCHSINGER J, LANTIGUA R, STERN Y, MAYEUX R. The relationship of hypertension in the elderly to AD, vascular dementia, and cognitive function. *Neurology* 2002 Apr 23;58(8):1175-81

70 REISBERG B, STOEFFLER A, FERRIS S, SCHMIT S, DOODY RS, H-J. MOEBIUS H-J, for the Memantine Study Group. Mémantine in moderate-to-severe Alzheimer's disease. *N Engl J Med.* 2003; 348 : 1333-1340

71 RENSHAW J, SCURFIELD P, CLOKE L, ORRELL M. General practitioners views on the early diagnosis of dementia. *Br J Gen Pract* 2001 Jan; 51(462): 37-8

72 *RIGAUD AS, TRAYKOV L, HANON O, SEUX ML, LATOUR F, LENOIR H, OLDE-RIKKERT M, FORETTE F. Cognitive decline and hypertension. Arch Mal Coeur Vaiss* 2003 Jan;96(1):47-51

73 ROSS GW, ABBOT RD, PETROVITCH H et al. Frequency and characteristics of silent dementia among elderly Japanese-American men. *JAMA* 1997; 277: 800-805.

74 SANDERSON M, WANG J, DAVIS DR, LANE MJ, CORNMAN CB, FADDEN MK. *Co-morbidity associated with dementia. Am J Alzheimers Dis Other Demen* 2002 Mar-Apr;17(2):73-8

75 SANTACRUZ KS, SWAGERTY D. Early diagnosis of dementia. *Am Fam Physician* 2001 Feb 15; 63(4):703-13, 717-8.

76 SCHUCK S, BENTUE-FERRER D, BEAUFILS C, POLARD C, BELLIARD S, ALLAIN H . Effets indésirables et médicaments de la maladie d'Alzheimer. *Thérapie* 1999 ; 54 : 237-242

77 SELKOE DJ. Alzheimer's disease: genotypes, phenotypes, and treatments. *Science* 1997; 275 : 630-631

78 SEUX ML. Antihypertensive treatment and prevention of dementia. *Ann Cardiol Angeiol* (Paris) 1999 Sep;48(7):512-7

79 SHELLEY A, STERNBERG MD, WOLFSON C, BAUMGARTEN M. Undetected dementia in community-dwelling older people. *The American geriatrics society*, 2000; 48: 1430-1434.

80 SKOOG I, GUSTAFSON D. Hypertension and related factors in the etiology of Alzheimer's disease. *Ann N Y Acad Sci* 2002 Nov;977:29-36

81 SMITH GE, PETERSON RC, PARISI JE, IVNIK RJ, KOKMEN E, TABGALOS EG, WARING S. Definition, course and outcome of mild cognitive impairment. *AgingNeuropsychol & Cognition*, 1996 ; 3 : 141-147.

82 STERN Y, GURLAND B, TATERMICHI T, TANG MX, WILDER D, MAYEUX R.
Influence of education and occupation on the incidence of Alzheimer's disease. *JAMA*, 1994, 271, 13

83 VAN HOUT H, VERNOOIJ-DASSEN M, BAKKER K, BLOM M, GROL R.
General practitioners on dementia: tasks, practices and obstacles. *Patient Educ Couns* 2000 Feb;39(2-3):219-25.

84 VELLAS B, GILLETTE-GUYONNET S, NOURHASHEMI F, ROLLAND Y, LAUQUE S, OUSSET PJ, MOULIAS S. Falls, frailty and osteoporosis in the elderly: a public health problem. *Rev Med Interne* 2000 Jul;21(7):608-13

85 VELLAS B, OUSSET P-J , NOURHASHEMI F, SASTRE N, MICAS M, ALBAREDE J-L, FITTEN J. Suivi médical et aspect non cognitif de la maladie d'Alzheimer : à propos de l'étude ELSA. *L'année gérontologique*, 1997 : 1-16.

86 WALDORFF FB, BULOW LB, MALTERUD K, WALDEMAR G.
Management of dementia in primary health care.
Fam Pract 2001 Oct; 18 (5): 549-52.
87 WELCH WJ, GAMBETTI P. Chaperoning brain diseases. *Nature* 1998; 392 : 23-24.

88 WILLIAMSON J, STOKOE IH, GRAY S et al. Old people at home their unreported needs. *Lancet*1964; 23: 1117-1120.

89 WISNIEWSKI T, SIGURDSSON EM, AUCOUTURIER P, FRANGLONE B
Conformation as therapeutic target in the prionoses and other neurodegenerative conditions. In : Baker HF, ed. Molecular pathology of the prions. TOTOWA, NJ : *Human Press*, 2001 : 223 – 226.

90 WOLF H, JELIC V, GERTZ HJ, NORDBERG A, JULIN P, WAHLUND LO.A critical discussion of the role of neuroimaging in mild cognitive impairment. *Acta Neurol Scand Suppl* 2003 Feb;179:52-76

91 WOLOZIN B et coll." Decreased prevalence of Alzheimer disease associated with 3-hydroxy-methylglutaryl coenzyme A reductase inhibitors." *Arch Neurol* 2000; 57: 1439-1444.

92 WU C, ZHOU D, WEN C, ZHANG L, COMO P, QIAO Y. Relationship between blood pressure and Alzheimer's disease in Linxian County, China. *Life Sci* 2003 Jan 24;72(10):1125-33

93 YAN SD et al. An intracellular protein that binds amyloid-béta peptide and mediates neurotoxicity in Alzheimer's disease. *Nature* 1997; 389 : 689-695.

94 La maladie d'Alzheimer. Ouvrage réalisé et distribué par la fondation IPSEN. 1999. 80 pages.

95 Société Alzheimer du Canada. L'évolution de la maladie d'Alzheimer. 1998

ANNEXES

TABLE DES MATIERES

TABLE DES MATIERES

LES DEMENCES DU VIEILLARD : LE DIAGNOSTIC NEGLIGE ETUDE DES ENTRANTS DE COURT SEJOUR GERIATRIQUE SUR UNE PERIODE D'UN AN .

A propos de 180 cas.

Résumé :

Objectifs de l'étude : quelques études ont mis en évidence le fait que la démence est sous diagnostiquée. Malgré la présence de critères diagnostiques de démences chez de nombreuses personnes âgées, l'attention du médecin traitant ou de l'entourage n'est pas toujours attirée et l'évaluation des symptômes est retardée. L'objectif de cette étude est d'estimer la fréquence des démences non diagnostiquées dans une population de personnes âgées hospitalisées dans un service de court séjour gériatrique et de comparer les déments et les non déments.

Patients et méthodes : 180 patients ont été inclus sur 14 mois. Pour chacun ont été évalués le niveau d'autonomie (ADL), les fonctions cognitives (MMS), le statut nutritionnel (MNA, albumine). Nous nous sommes intéressés à leur lieu de vie et leur entourage ainsi qu'aux aides éventuelles.

Résultats : la moyenne d'âge était de 85 ans +/-7, 71% étaient des femmes. 70% ont été diagnostiqués comme déments dont 44,4% étaient connus à l'entrée. Ainsi **55.6%** des démences n'étaient pas diagnostiqués. 49% avaient des critères de maladie d'Alzheimer.

Les déments se différencient significativement de la population générale par la moyenne des MMS (17 +/-6,89 vs 22,33 +/-4,06 p< 0.0001), des MNA (17,27 +/-4,96 vs 19,88 +/-5,18 p=0,005), par la fréquence des troubles de la marche (69% vs 49% p=0,022), des troubles du comportement (34% vs 12% p=0,007) et de l'incontinence urinaire (81% vs 19% p=0,014). En revanche il n'y a pas de différence significative en ce qui concerne l'ADL, le lieu de vie, les aides éventuelles, le taux de chutes, les troubles de l'humeur, la durée de séjour et le changement de lieu de vie.

Conclusion : un grand nombre de personnes âgées vivent dans notre société avec une démence non diagnostiquée, souvent seuls, sans aide extérieure. L'hospitalisation aiguë est très fréquemment l'occasion du diagnostic mais souvent trop tard. Le diagnostic précoce de la démence est une priorité et le médecin traitant est en première ligne. En effet il est primordial de faire le diagnostic de démence et d'organiser le plus rapidement possible une prise en charge psycho-sociale et médicamenteuse. Ceci afin d'éviter les situations de crises pouvant amener à une hospitalisation voir à une institutionnalisation.

Mots clés : Alzheimer, diagnostic, court séjour

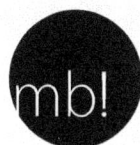

MoreBooks!
publishing

mb!

Oui, je veux morebooks!

i **want** morebooks!

Buy your books fast and straightforward online - at one of world's fastest growing online book stores! Environmentally sound due to Print-on-Demand technologies.

Buy your books online at

www.get-morebooks.com

Achetez vos livres en ligne, vite et bien, sur l'une des librairies en ligne les plus performantes au monde!
En protégeant nos ressources et notre environnement grâce à l'impression à la demande.

La librairie en ligne pour acheter plus vite

www.morebooks.fr

VSG
VDM Verlagsservicegesellschaft mbH

VDM Verlagsservicegesellschaft mbH
Heinrich-Böcking-Str. 6-8
D - 66121 Saarbrücken

Telefon: +49 681 3720 174
Telefax: +49 681 3720 1749

info@vdm-vsg.de
www.vdm-vsg.de

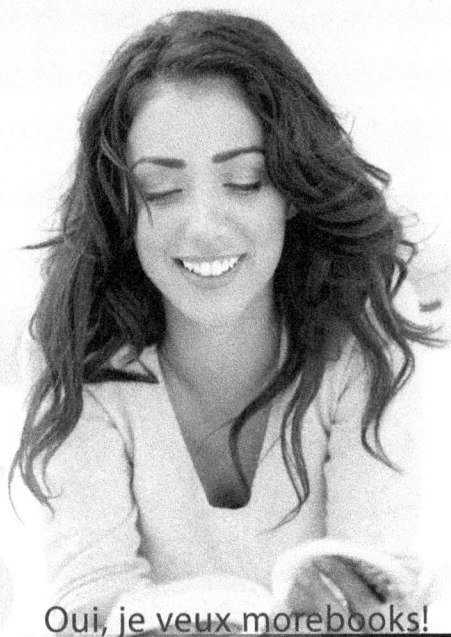

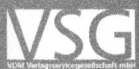

www.ingramcontent.com/pod-product-compliance
Lightning Source LLC
Chambersburg PA
CBHW021119210326
41598CB00017B/1509

*9 7 8 3 8 3 8 1 7 3 4 7 4 *